D1693100

CHARITÉ

Text: Antje Müller-Schubert / Susanne Rehm – Fotos: Caroline Hake / Sara Harten

CHARITÉ

Fotografischer Rundgang durch ein Krankenhaus

be.bra verlag

DANKSAGUNG

Wir danken den nachstehenden Firmen, die mit ihrem Engagement dieses Buch ermöglicht haben:

ABBOT GmbH, Wiesbaden

AGA Gas-GmbH, Berlin

APOGEPHA Arzneimittel GmbH, Dresden

BUCHHANDLUNG LEHMANNS, Berlin

BIOTEST Pharma GmbH, Dreieich

FRESENIUS AG, Bad Homburg

GLAXOWELLCOME GmbH & Co, Hamburg

HOFFMANN–LA ROCHE AG, Grenzach-Wyhlen

LILLY Deutschland GmbH, Bad Homburg

OHMEDA GmbH & Co. KG, Erlangen

OMNIS Hospitalvertriebs GmbH, Hamburg

SCHERING AG, Berlin

ZENECA GmbH, Plankstadt

Bildnachweis: Landesbildstelle Berlin: Seiten 13, 17,
Alle weiteren Abbildungen im Textteil: Archiv der Autorinnen

Die Deutsche Bibliothek - CIP-Einheitsaufnahme
Charité : Fotografischer Rundgang durch ein Krankenhaus /
Antje Müller-Schubert ... – Berlin Brandenburg : be.bra-Verl., 1996
 ISBN 3-930863-18-9
NE: Müller-Schubert, Antje

© be.bra verlag GmbH, Berlin-Brandenburg, 1996
Zehdenicker Straße 1, 10119 Berlin
Lektorat: Gabriele Dietz, Berlin
Gesamtgestaltung: de'blik, Berlin
Schrift: Charter 10/15 und Thesis Sans 8/15
Gesamtherstellung: Gorenjski tisk, Slowenien
ISBN 3-930863-18-9

INHALT

Zu diesem Buch 7

MICHAEL S. CULLEN

Glaube, Liebe, Hoffnung – Aus der Baugeschichte der Charité 9

ANTJE MÜLLER-SCHUBERT – SUSANNE REHM

Kleine Geschichte der Charité 19
Zum Wohle des Heeres und des Volkes 19
Geld für die Soldaten – Charité für das Volk 20
Die Berliner Universität 22
Universität und Militärakademie 23
Blütezeit deutscher Medizin 24
Forscher im Umkreis der Charité 28
200 Jahre Charité 30
Die ersten Medizinerinnen 31
Die Weimarer Zeit 32
Die Charité im Nationalsozialismus 33
Ende und Neuanfang 34
Nach der Teilung Deutschlands 35
»Nur ein sozialistischer Arzt ist ein guter Arzt« 36
oder: Was wollte die Stasi in der Charité?
Nach dem Mauerfall 37
Charité 2000 39

CAROLINE HAKE – SARA HARTEN

Fotografischer Rundgang 41

Zu diesem Buch

Wie läßt sich die Faszination, die man für ein bestimmtes Bauwerk empfindet, erklären? Ist es das auffällige Äußere? Sind es die großen Namen derer, die in dem Gebäude wirkten? Oder die vielen Erzählungen, die sich um den Ort ranken? Hat ein Bauwerk überhaupt einen eigenen Geist, ein Eigenleben sozusagen, wie es von der Charité berichtet wird?

Manche Bauten entwickeln in ihrer langen Geschichte Parallelen zum Lebenslauf der Menschen. Sie machen eine Jugendzeit durch, eine Phase der Versuche und Erneuerungen, sie reifen mit den Jahren. Sie erhalten ein eigenes Profil, eines, das ganz einmalig ist. Schließlich entwickelt sich eine Art Sympathie zu ihnen bei denen, die täglich ihre Arbeit dort verrichten. Was dem Schauspieler die Bretter, die die Welt bedeuten, das ist dem Mediziner – sei er nun Heilender, Forschender oder Lehrender – sein Krankenhaus. Wer Großes oder Nützliches leisten will, wünscht sich oft, dieses an einem Ort zu verwirklichen, an dem bereits Berühmtheiten Bedeutendes vollbracht haben.

Die Charité, Wohltätigkeit zu deutsch – wann ist uns dieser Name das erste Mal begegnet? Vermutlich während der Studienzeit.

Besichtigen konnten wir zu dieser Zeit den Turm unter den Leuchtziffern nicht: Zum Greifen nahe, so war er doch abgeschnitten durch eine drei Meter hohe und scharf bewachte Mauer. Wir waren Medizinstudentinnen an der Freien Universität im Westteil dieser Insel-Stadt. Noch hatten wir uns nicht kennengelernt, später würden wir feststellen, daß uns eine große Neugierde für diese »Wiege der Medizin« verband. Wir unternahmen Reisen ins Ausland, mehrmonatige Studienaufenthalte. Woher man kam? Aus Berlin. Und wir stellten mit Erstaunen fest, daß der Name »Charité« vielen Medizinern ein Begriff war, auch wenn sie sonst nur vage Vorstellungen von Deutschland hatten. Kein Wunder, antwortete ein Chirurg aus Boston, schließlich würde er eine Operationstechnik anwenden, die schon vom Kollegen Dieffenbach so durchgeführt worden war – nur lag dessen Glanzzeit in den dreißiger Jahren des letzten Jahrhunderts.

Als am 9. November 1989 Tausende auf dem Halbrund der Mauer vor dem Brandenburger Tor die Öffnung der Mauer feierten und als in der ganzen Stadt Menschen von der Geschichte bewegt wurden, standen für Stunden auch in der Charité die Uhren still. Die gesamte Belegschaft der Charité nahm an diesem historischen Augenblick teil, der sich unmittelbar vor ihren Fenstern abspielte.

Es begann eine Epoche der Umwälzungen, jeder wußte, daß schon morgen die Ordnung von heute keine Gültigkeit mehr haben würde. Alles Bewährte war auf einmal in Frage gestellt, ein Kräftemessen begann. Wer würde in der nahen Zukunft des anderen »Lehrmeister« sein? Bei diesem Kräftevergleich wurde nicht immer mit legalen Mitteln gearbeitet: Die Charité, das Universitätsklinikum der Humboldt-Universität, wurde über einen langen Zeitraum von Skandalmeldungen erschüttert.

Mit Aufmerksamkeit und großem Interesse verfolgten auch wir die Ereignisse. Endlich war es soweit: Man konnte über das alte Gelände spazieren. Und schließlich begegneten wir uns als Kolleginnen im Herbst 1993 in derselben Klinik an der Charité. Gemeinsam unternahmen wir Streifzüge und waren beeindruckt von den großen Namen der Medizin, die uns auf Schritt und Tritt begegneten. Und immer wieder stießen wir auf eine innige Verbundenheit, mit der die Mitarbeiter von ihrer Charité sprachen.

So wurde die Idee geboren, ein Portrait der Gegenwart zu versuchen. Vom ersten Gedanken an waren wir uns einig – es mußten Fotografien sein, Bilder, die für sich stehen können und eigene Geschichten erzählen. Mit Worten den Mythos Charité zu beschreiben, wollten wir uns nicht anmaßen. Es ging uns darum, eine Ebene zu finden – oder neu zu schaffen –, die den Erfahrungen von Patienten, Mitarbeitern oder Studenten oder einfach nur Besuchern Raum geben sollte. Wir hoffen, unserem Ziel nahegekommen zu sein.

Viel Anregung bei der Arbeit an diesem Buch haben wir von unseren Kollegen bekommen, von Patienten und Besuchern, die uns und den Fotografinnen wertvolle Hinweise gaben. Wenn sich urplötzlich kleine Gesprächsrunden zwischen Schwestern, Pflegern und Ärzten zusammenfanden, ältere Patienten Geschichten von großen Medizinern erzählten, wurden Namen mit Anekdoten verbunden.

Ihnen allen danken wir von Herzen; sie waren einer der Beweggründe für dieses Buch.

Berlin, 15. 5. 1996, Antje Müller-Schubert, Susanne Rehm

MICHAEL S. CULLEN
Glaube, Liebe, Hoffnung – Aus der Baugeschichte der Charité

Die soziale und finanzielle Stellung des Arztes ist in westlichen Kulturen bedeutend – bei anderen Kulturen vergleichbar der des Hohen Priesters. Jede jüdische Mutter will, daß ihre Tochter einen Arzt heiratet, daß ihr Sohn Arzt wird. Meine Mutter dachte auch so. Ich sollte Arzt werden, oder mein Bruder, und meine Schwester sollte einen Arzt heiraten. In allen drei Fällen gingen die Wünsche meiner Mutter nicht in Erfüllung. Ich habe so ziemlich alles getan, um keinen Beruf zu erlernen, erst recht nicht den eines Arztes. Blut kann ich nur mäßig leiden, Innereien überhaupt nicht. Fernsehserien um Krankenhäuser, Notaufnahmestationen, Operationen und Ärzte schalte ich konsequent ab; den Nervenkitzel kann ich ertragen, nicht aber Bilder einer Chirurgenhand, die tastend an Milz, Leber, Herz und anderen Organen ihr heilendes Werk leistet.

Ausgerechnet mir fällt nun die Aufgabe zu, ein Vorwort für ein Buch über die Charité zu schreiben. Aber hier geht es primär um die Baulichkeiten, nicht um das Innenleben der Charité. Bei meinen Recherchen bin ich auf ein Phänomen, eine Gesetzmäßigkeit, ja ein Naturgesetz gestoßen, das nirgends formuliert ist. Daher gebe ich ihm den Namen »Cullen's Law«. Es lautet: »Je größer das Bauwerk, desto ›ewiger‹ die Baustelle.« Ob Campus oder Kathedrale, Containerhafen oder Flughafen, Stadion oder Klinik, es gibt bei solchen riesigen Komplexen kaum eine Zeit, in der man keine Gerüste, keine Baukräne und auf Straßen keine Bagger sieht. Immerfort wird um-, an- und weitergebaut, abgerissen und neugebaut. Mit der Charité ist es nicht anders, und jede Geschichte der Charité muß notwendigerweise eine Geschichte ihrer Bauwerke sein.

Beim Abriß der sogenannten »Alten Charité« im Dezember 1901 fand man eine Bleiplatte, auf der ihre Grundsteinlegung im August 1785 festgehalten worden war. Auf der Platte stand außerdem zu lesen, daß das Haus von König Friedrich I. im Jahre MDCCX gegründet worden war. In der Kassette unter der Bleiplatte befand sich eine Urkunde, die in die Kassette des Nachfolgebaus gelegt wurde. Auf dieser Urkunde allerdings wird als Gründungsjahr 1709 genannt. Dies war schon einem Medizingeschichtler im 19. Jahrhundert »völlig unverständlich«; 1935 antwor-

»Die Ereignisse des menschlichen Lebens, des öffentlichen sowohl als auch des privaten, sind so eng mit der Architektur verknüpft, daß die meisten Beobachter ganze Völker oder einzelne Individuen in ihren Gewohnheiten nach den Überresten ihrer öffentlichen Gebäude oder ihren häuslichen Geräten rekonstruieren können.«
HONORÉ DE BALZAC

tete Paul Diepgen, selbst ausgewiesener Medizinhistoriker, auf die Bitte, etwas zur 225. Jahresfeier der Charité zu schreiben, dieser »nicht ohne Zögern« nachzukommen, denn: »*Zeitliche Fixierungen sind in der Geschichte oft umstritten und manchmal Geschmackssache.*« Salomonisch; man kann es so, aber auch anders sehen. (Diepgens Mitautorin Edith Heischkel sollte nicht unerwähnt bleiben.)

In gewisser Hinsicht ist die Charité so alt wie Berlin. Am 17. Januar 1709 schuf Friedrich I. Berlin, indem er die »rathäuslichen Kollegien« von fünf kleinen Städten – Cölln, Berlin, Friedrichswerder, Friedrichstadt und Dorotheenstadt – vereinte; Berlin hatte etwa 57.000 Einwohner. Im selben Jahr schrieb Friedrich seiner Schwiegermutter, der Kurfürstin Sophie von Hannover: »*In meinem Königreich Preussen ist nuhn leider auch die pest, hoffe aber, die kälte werde es vertreiben und aufhören machen*«. Am 14. November erließ er eine umfangreiche, in 11 Kapiteln abgefaßte Pestordnung. Kapitel IX handelt »Von den Lazareth-Häusern« und legt die »Einrichtung und Verwaltung der Seuchenlazarette« fest. In Absatz I wird deren Standort wie folgt bestimmt: »*Muß der Magistratus, oder das Pestdirektorium gebührende Anstalt zu Erbauung der Lazareth-Häuser machen / welche bei ereignender Gefahr außerhalb der Stadt, und so viel möglich von anderen Häusern abgesondert / errichtet werden sollen*«. Damals schon galt die Isolierung solcher Kranken als eine wirksame Methode, die Ausbreitung der Krankheit zu verhüten. Friedrich I. ließ auf einem Terrain der Tiergartener Meierei (Gutshof) ein Pesthaus errichten. Das Gebiet – etwa vierzehn Hektar – kennen wir heute als von der Schumann-, Luisen- und Invalidenstraße sowie dem Alexander-Ufer (Schönhauser Graben) eingegrenzt. (Die Luisenstraße ist erst 1827 angelegt und benannt worden; die Invalidenstraße erhielt ihren Namen zirka 1800 nach dem Invalidenhaus, das am 15. November 1748 von Friedrich II. eingeweiht wurde; die Schumannstraße wurde bereits 1827 nach einem Porzellanhersteller, Adolf Schumann, benannt, der dort einige Häuser bauen ließ. Aus dem Schönhauser Graben wurde später ein Teil des Berlin-Spandauer Schifffahrtskanals.)

Dennoch ist, wegen eines sehr strengen Winters, erst im Frühjahr 1710 mit dem Bau begonnen worden. Es »*entstand nordwestlich Berlins weit vor dem Spandauer Tor nördlich der Spree zwischen Panke und Schönhauser Graben ein großes Gebäude zur Isolierung der Pestkranken von der übrigen Bevölkerung.*« Das Gebäude wird aus Fachwerk (die schnellste und billigste Bauweise) errichtet, ist ein offenes Quadrat von 48 Metern Seitenlänge, hat durchweg zwei Stockwerke – nur die Ecktürme (genannt Pavillons) haben drei – und, nach einer alten Quelle, sieben Fensterachsen. Das Pesthaus *»hatte inwendig einen räumlichen Hoff und war auf dreyen Seiten mit Zaungehängen umgeben.«* Im Hof war ein Garten, später entstand dort ein »Direktorenhaus«, ein kleiner, freistehender Bau. Natürlich war das Haus eingezäunt, ab 1735 wurde dieser Zaun durch die Akzise- oder Stadtmauer ersetzt oder selbst ein Teil davon. Der Typus des Gebäudes ist, einem Krankenhaushistoriker zufolge, eine »quadratische Ringfluranlage« oder ein »Korridorkrankenhaus«, dessen Vorbilder bereits um 1645 in Paris und Mailand zu suchen sind.

Als am 25. Februar 1713 Friedrich starb, hatte die Pest Berlin verschont. Unter seinem Nachfolger, später »Soldatenkönig« genannt, wurde das Pesthaus als »Arbeitshaus für aufgegriffene Bettler und zu einem Teil auch als Lazarett für die Garnison eingerichtet«, jedoch wegen der Entfernung zur Stadt kaum genutzt.

Wo stand das Pesthaus? Die einschlägigen Werke um 1737 zeigen Bilder des Kupferstechers Johann David Schleuen d.Ä.; die Charité hat einen rechteckigen Grundriß, in der Mitte steht ein kleineres, rechteckiges Gebäude; auf perspektivischen Plänen ist das Haus als zwei- beziehungsweise dreistöckig zu sehen, mit der Hauptseite nach dem Westen, unweit der Panke. Heute nimmt der rückwärtige Teil der Medizinischen Klinik diese Stelle ein; Vorstellungen, es handelte sich um ein Haus in der Invalidenstraße, sind irrig.

Am 1. Januar 1727 bekam die Heil- und Lehranstalt die amtliche Bezeichnung »Lazareth- und Hospital vor dem Spandower Thor«. Und zwei Wochen später erhielt die Anstalt ihren neuen Namen – Charité. Im Herbst 1727 wurde der Grundstein für ein als Küche und Speisesaal zu errichtendes Gebäude gelegt, das wohl bereits 1728 vollendet war. 1727 muß die zur Anstalt führende Straße in Charitéstraße umbenannt worden sein, der Teil zur Spree hin 1827 in Oberbaumstraße.

1727 wurde das Pesthaus aufgestockt. Der König selbst soll 2765 Taler für den Neu- und Umbau geschenkt haben. *»Endlich hat man bey der Anordnung [der Gebäude] für nöthig erachtet, einen Saal oder große Stube zu aptiren, in welcher die große und künstliche Chirurgische Operation, als Stein schneiden, Bruch schneiden, Operation der Fisteln, Exstirpation etc. hieselben verrichtet werden kann.«*

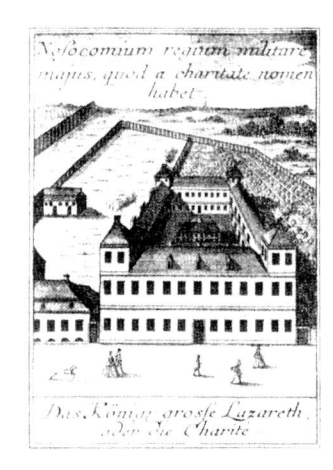

1709/10 wurde das Haus, das später den Namen Charité erhalten sollte, als Pesthaus gegründet

Aus der Baugeschichte der Charité | 11

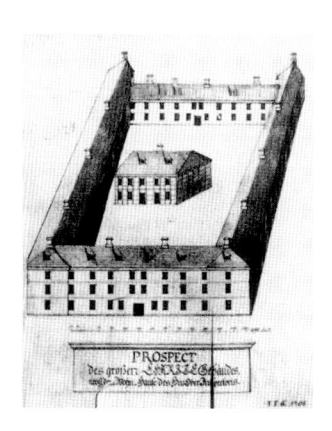

Ansicht der Charité im Jahre 1768. Haupt- und Seitenflügel sind um ein drittes Geschoß aufgestockt

Immerfort wurde an- und neugebaut, 1729 ein Brau- und Backhaus. Jedoch kostete das alles mehr, als vorhanden war, denn am 11. September 1729 kam es zu einem Erlaß, wonach »*der Erlös von Waren, die den unbefugt Hausierhandel Treibenden abgenommen und konfisziert wurden, an die Charité verfallen*«. Und um 1730 wurde der Westflügel nach Norden hin ausgeweitet, offenbar als Teil der Stadtmauer.

Für den Bau und für den Unterhalt einer Krankenanstalt braucht man Geld, und die Beschaffung von Geld war für die Charité nicht leicht. Dennoch: Am 4. April 1733 erhielt das Armendirektorium das alleinige Recht, Geburts- und Lehrbriefe und andere Zunftpapiere zu Gunsten der Charité auszustellen, und am 31. Januar 1735 stattete der König die Charité mit 10.000 Talern Kapital aus. Darüber hinaus beauftragte der König seinen Staatsminister Viebahn am 13. Dezember 1736, eine Art Stiftung für die Charité zu etablieren, die jedoch, aus unbekannten Gründen, niemals entstanden ist. So mußte der König nach anderen Wegen suchen. Am 21. Mai 1739 gab er das Privileg, Zunftbriefe auszustellen, für zehn weitere Berufe, schließlich wurde am 11. Juni 1739 die Charité-Kasse von der übrigen Armenkasse getrennt.

Die Charité war in ihren ersten Jahren chronisch überbelegt, aber erst ab 1770 gab es Versuche, sie zu erweitern, die jedoch alle auf die tauben Ohren des geizigen und in Bauangelegenheiten mißtrauischen Königs stießen; selbst die Pläne des Architekten Carl Philipp Christian von Gontard (Architekt unter anderem der Kirchtürme am Gendarmenmarkt) vermochten da nichts auszurichten.

Es muß an der Sprache eines Beamten gelegen haben, dessen Eingabe an den König vom 14. März 1782 die Baufälligkeit der Charité schilderte, denn »nur« 18 Monate später gab Friedrich II. in Auftrag, die Kosten eines Neubaus zu ermitteln. Wir wissen nicht, wie hoch die Kosten waren, nur daß am 3. bzw. 23. August (hier, bei Druckfehlern, ist der Historiker hilflos) der Grundstein für den Neubau der Architekten Georg Christian Unger und Gontard gelegt wurde. Auf der bereits erwähnten Bleiplatte stand zu lesen, daß »im Hospital CCCCLXXVIII und im Lazareth CCCLXXXVI mithin überhaupt Personen DCCCLXIV« (864) waren.

Damit der Krankenhausbetrieb nicht unterbrochen werden mußte, wurde zunächst in gebührendem Abstand – schätzungsweise zwölf bis fünfzehn Meter – zum Pesthaus der nördliche Flügel des neuen Krankenhauses gebaut, der 1788 vollendet war.

Zwischen 1789 und 1794 wurde der Südflügel errichtet. Erst 1797 wurde das alte Pesthaus abgerissen, und an seine Stelle kam der Mittelflügel (»Corps de logis«), der am 26. November 1800 als fertiggestellt gemeldet wurde. Dies war, so merkwürdig es klingt, die »Alte Charité«. Um sie herum wurde die Stadtmauer gezogen, so daß das Krankenhaus jetzt innerhalb Berlins lag. Obwohl die Charité nicht ganz fertiggestellt war – wie sollte sie jemals fertig sein? –, wurde in den nächsten zwei Jahrzehnten an anderen Häusern gebaut. Bereits zwischen 1789 und 1790 wurde ein Haus für die Tieranatomie in der Luisenstraße durch Langhans, Architekt des Brandenburger Tores, errichtet, und im Jahre 1811 ein Leichenhaus, das allerdings 1856 wieder abgerissen wurde.

Eine Beobachtung: Obwohl die Gründung der Berliner Universität 1810 zur Übernahme der Aufgaben einer Universitätsklinik – sogar das Collegium medico-chirurgicum wurde aufgelöst und durch eine »Medizinisch-chirurgische Akademie für das Militär« ersetzt – und damit zu noch größerer Verantwortung der Charité führte, ist kaum bauliche Aktivität zu bemerken. Nur das oben erwähnte Leichenhaus und 1827 die Einrichtung eines Operationssaales in der Mitte des Hauptgebäudes; die neuen Kliniken lagen außerhalb des Charité-Geländes, zum Beispiel in der Ziegelstraße errichtet.

Lange Zeit war es beschwerlich, zur Charité am nördlichen Rande der Stadt zu gelangen. Über die Spree führten nur zwei hölzerne Klappbrücken, die Unterbaumbrücke (an der Stelle der heutigen Kronprinzenbrücke) und die sogenannte »Judenbrücke«. Diese wurde 1821 durch eine festere Brücke ersetzt und erhielt, angeblich nach Blücher, den Namen Marschallbrücke. (Die heutige ist eine Eisenkonstruktion aus den Jahren 1881–1882.) Die neue Brücke machte es leichter, die Charité zu erreichen, was alsbald zur Überbelegung führte. Offenbar war die Charité vorwiegend ärmeren Schichten vorbehalten, denn 1831 schrieb Kertbeny: »*Dann ist zu wünschen, daß auch bemittelte Kranke aus der gebildeten Welt hier Aufnahme und angemessene Pflege finden können, wodurch sowohl das Vorurteil des gemeinen Mannes, der die Anstalt nur im höchsten Notfall aufsucht, sich legen, als auch einer, in Krankenhäuser sich nur leicht einschleichenden Indolenz des unterärztlichen Personal und der Rohheit der Aufwärter begegnet würde.*«

Auch war der Betrieb sehr teuer geworden; mehr als 80 % der Betriebskosten mußten aus der preußischen Staatskasse beglichen werden. Der Charité wurde durch eine Kabinettsorder vom

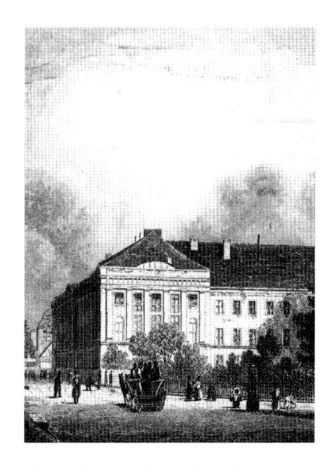

Charité 1833 (Ausschnitt)
Stahlstich nach einer Zeichnung von Stock

Aus der Baugeschichte der Charité

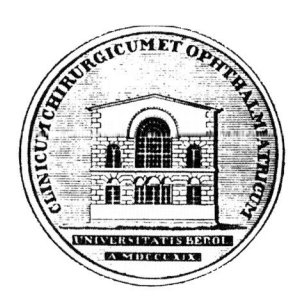

Siegel des Universitätsklinikums in der Ziegelstraße

3. Mai 1819 die Überführung in die Obhut der Stadt Berlin erspart. Sie behielt ihren Charakter als Krankenhaus für Arme und Unbemittelte bei; noch 1835 wurde festgelegt, daß sie »*unentgeltlich alle unvermögenden, der Berliner Kommune angehörenden Gemütskranken, weiterhin zu einem herabgesetzten Verpflegungssatz die ›venerischen feilen Dirnen‹, die in den Gefängnissen nicht behandelbaren erkrankten ›Kriminal-Gefangenen‹ sowie die Invaliden*« aufzunehmen hatte.

1830 bestand die Charité aus acht selbständigen Kliniken und kam, so ein Historiker, »nicht mehr zur Ruhe«. Alljährlich wurden die Zimmer renoviert, eiserne Gestelle ersetzten die Holzbetten. 1828 wurde die medizinische Klinik der Universität von der Ziegelstraße in die Charité verlegt und dort als sogenannte »lateinische Klinik« eröffnet.

Vermutlich war es die große Cholera-Epidemie von 1831, die den Ansporn für den weiteren Ausbau lieferte, der bereits 1798 ins Auge gefaßt worden war, denn von 1831 an gibt es eine Bauphase, die erst 1835 als weitgehend abgeschlossen galt. In dieser Zeit wurde, durch die Architekten August Ludwig Triest, Ludwig Ferdinand Hesse und Louis Eyserbeck, die »Neue Charité« nördlich der »Alten Charité« errichtet. Diese Anlage wurde von Hesse 1836 durch einen Pavillon für Pockenkranke ergänzt (dies ist, so heißt es auch auf einer Tafel, der älteste heute noch erhaltene Bau der Charité) und 1840 durch ein Waschhaus. Immerhin: Die Wege auf dem Gelände wurden gepflastert und ein Garten, vermutlich von Lenné, angelegt. Um 1850 sah der große Platz zwischen den beiden Charité-Gebäuden »wüste« aus. Als Westbegrenzung hatte man den Schönhauser Graben zum Berlin-Spandauer Schiffahrtskanal ausgebaut.

Aus unbekannten Gründen wurde zwischen 1851 und 1853 durch Hesse ein »Sommerlazarett« für Patienten der Chirurgie errichtet; dieses, obwohl in massiver Bauweise gestaltet, war nicht beheizbar. Auf einem Bestandsplan von 1886 ist der lange Bau an der Luisenstraße ungefähr dort zu sehen, wo sich heute das Versorgungszentrum befindet. 1856 wurde das Leichenhaus abgerissen und durch ein Pathologisches Institut des Architekten Julius Emmerich ersetzt.

1873 trennte die neue Stadtbahn das Gelände vom Wasser ab; Neubauten kamen fast alle fünf Jahre hinzu, so um 1891 durch den Architekten Böttger das Robert Koch-Institut; auch dieses ist bereits abgerissen. Doch die »Alte Charité« ist noch auf Plänen von 1896 sichtbar.

Wo heute das Institut für Pathologie ist, stand, 1866–1867 von Hermann Blankenstein errichtet, ein Baracken-Lazarett für Kriegsversehrte. Von dieser Zeit an, in der auch große und bekannte

Ärzte an der Charité arbeiten – zum Beispiel der Internist Frerichs und der Professor für Ohrenheilkunde Johann Constantin August Lucae (bekannt in Berliner Kreisen als »Ohren-Lucae«); wir nennen aber auch Rudolf Virchow, Robert Koch, Paul Ehrlich –, steht die Bauarbeit an der Charité nicht mehr still.

1872–1873 wurde auf Drängen Virchows das Pathologische Institut erweitert, 1877 die Geburtshilfliche Klinik durch Emmerich, 1878 die Chirurgische Nebenabteilung durch Zastrau errichtet, 1881 das Wäschereigebäude in der Hannoverschen Straße 5 durch Gropius & Schmieden, 1882–1883 der Gynäkologische Pavillon durch Zastrau, 1884 das Leichenschauhaus, 1887–1888 das Kinderhospital durch Klutmann, 1888 als »Leichtbau« der Bakteriologische Pavillon und 1891 das Institut für Infektionskrankheiten (Kochsches Institut) nach Plänen von Paul Böttger. 1895 wurde das alte Pathologische Institut abgerissen. Um 1880 galt die Gegend um die Charité als das »Quartier latin« von Berlin; während das unter Friedrich II. erbaute Invalidenhaus als »baulich ohne Bedeutung« galt, konnte man immerhin mehrere Absätze über die Charité in einem Berlin-Baedecker finden.

Dennoch: Wie wenig über die Charité bekannt ist, zeigt der Informationsstand über den größten Um- und Erweiterungsbau in ihrer Geschichte. Offenbar befanden sich die alten Bauten in einem erbärmlichen Zustand, als Friedrich Theodor Althoff (1839–1908), seit 1882 im preußischen Kultusministerium für die Charité zuständig, einen kompletten Um- beziehungsweise Neubau durchzusetzen wußte; 1896 wurde ein solcher Plan im preußischen Abgeordnetenhaus bewilligt. Wer den Plan entwarf – es gab keinen Wettbewerb –, ist nicht bekannt. Daß der Architekt fast aller Neubauten zwischen 1897 und 1913 ein gewisser Regierungs- und Baurat Diestel war, steht fest, anzunehmen ist, daß er auch den Entwicklungsplan entworfen und durchgesetzt hat. Es bleibt dennoch unerfindlich, warum mehrere Krankenhaushistoriker, das Künstlerlexikon Thieme-Becker und die Annalen der Charité den falschen »Diestel« als Architekten all dieser schönen Bauten angeben, ein tieferer Blick in die Unterlagen zeigt doch unwiderlegbar, daß nur einer, Georg Diestel (1854–1926), als Architekt in Frage kommt. Diestel baute bis zu seiner Pensionierung 1921 an der Charité, danach widmete er sich der Linderung der Tuberkulose, bis er an eben dieser Krankheit in der Charité verstarb. Diestel gebührt Dank für das heutige Bild der Charité mit den roten und teilweise efeuumrankten Klinkerbauten.

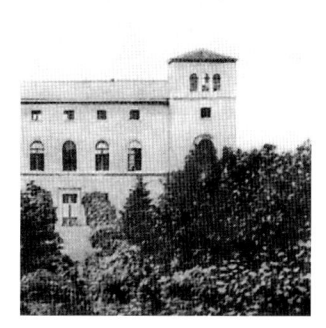

Das 1856 gegründete Pathologische Institut befand sich zwischen »Alter Charité« und »Neuer Charité«

Auf Drängen Virchows wurde 1896 mit dem Bau des Hauses für die Pathologische Sammlung (heute: EDV und Fotolabor) begonnen, das am 27. Juni 1899 seiner Bestimmung übergeben werden konnte. Gleichzeitig baute Diestel 1896 bis 1906 das Hauptgebäude des Pathologischen Instituts (heute: Institut für Pathologie) und das Obduktionshaus (1903–1906). Nach seinen Plänen entstanden 1898 bis 1901 Verwaltungsgebäude und Apotheke, 1898 bis 1906 die Psychiatrie und Nervenklinik (heute: Klinik für Neurologie und Psychiatrie), 1898–1899 das Direktorenwohnhaus, 1901 das »Kochküchengebäude« sowie Maschinen- und Werkstättenhaus (heute: Heizungsübergabestation), 1901–1903 die Kinderklinik (heute: Klinik und Poliklinik für Kinderheilkunde), 1901–1905 die Chirurgische Klinik (heute: Zentrale Poliklinik und Apotheke) und zwischen 1901 und 1912 die Hals-Nasen-Ohren-Klinik (heute: Zentrale Poliklinik). Die Gebäude, die noch stehen, prägen auch heute das Bild der Charité und verbreiten die Atmosphäre einer kleinen Stadt. Diestel hat sogar ein Gewächshaus geschaffen, liebevoll im Detail, mit roten Handstrichklinkern.

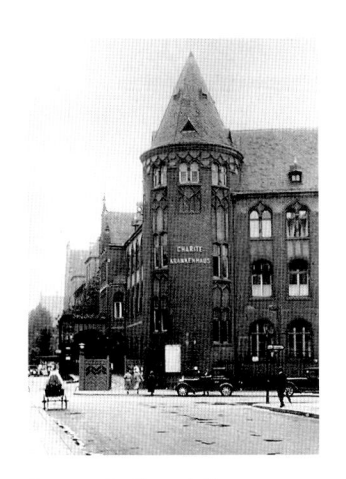

Das 1901 fertiggestellte Verwaltungsgebäude am Haupteingang

Ab 1903 wurde das Kochsche Institut als Kinderklinik genutzt, 1906 die alte Pathologie abgerissen, um Platz für die II. Medizinische Klinik zu schaffen. Um 1907 wurde die »Alte Charité« abgerissen und durch die »Medizinische Klinik« ersetzt. Heute ist dieses Gebäude die Klinik für Innere Medizin »Theodor Brugsch«.

Im Jahre 1906 schuf Diestel die Poliklinik für Innere Medizin, Haut- und Geschlechtskrankheiten, im selben Jahr entstanden Tuberkulosebaracken. Alle diese Arbeiten wurden bis 1913 abgeschlossen. Nur das 1912 gebaute Zahnärztliche Institut in der Invalidenstraße stammt nicht von Diestel, sondern vom Architekten Hermann (oder war es Max? da sind die Quellen schwach) Guth.

Im Zuge der Verhandlungen, an deren Ende Ferdinand Sauerbruch zum Direktor der Chirurgischen Klinik wurde, setzte dieser eine Vielzahl von Um- und Ausbauten durch, die zwischen 1927 und Juli 1929 ausgeführt wurden. Unter anderem wurden ein Röntgen-Institut, eine Operationsabteilung und ein Labortrakt ausgebaut.

In der Hitlerzeit gab es zwar eine Planung (daran beteiligt: Hermann Distel – richtig, diesmal nicht Diestel – und Friedrich Thamms), die die teilweise Zerstörung der Charité vorsah, damit die große »Halle des Volkes« errichtet werden konnte; mit Ausnahme eines OP-Bunkers blieb aller-

Glaube, Liebe, Hoffnung

dings für keinerlei Baumaßnahmen Zeit. Zwischen 1943 und Kriegsende zerstörten Bomben das Werk mehrerer Generationen von Medizinern und Architekten. Ende April 1945 verlief die Front quer durch das Charité-Gelände. Im Operationsbunker, im Gestank von Tod, Blut, Schweiß und Pulver, operierte Sauerbruch. Am 1. Mai drängten Rotarmisten in den Bunker, und als sie hörten, Sauerbruch habe sogar Lenin behandelt, ließen sie ihn weiterarbeiten.

Bei Kriegsende waren nur 9% der Charité-Häuser unversehrt. Es funktionierten nicht einmal die Wasserleitungen; an einen geordneten Krankenhausbetrieb war nicht zu denken. Am 15. Mai 1945 wurde Sauerbruch Stadtrat für Gesundheit. In der Zeit unmittelbar nach dem Krieg beschäftigten sich die Berliner mit Hygiene im doppelten Sinne. Berlin verfügte über 24.000 Betten in 168 Krankenanstalten; man bekämpfte Seuchen – besonders eine Ruhrepidemie – und entfernte Mitläufer aus Positionen, von denen man meinte, sie seien eine Gefahr für die Gesellschaft. Dies traf auch Sauerbruch; im August 1945 wurde er in Untersuchungshaft genommen und, auf Veranlaßung der amerikanischen Administration, am 15. Oktober 1945 als Stadtrat entlassen, weil er seine Tätigkeit während des Hitler-Regimes benutzt habe, »Prestige für die Nationalsozialisten zu schaffen«.

Am 1. November 1945 nahm die Charité ihren Lehrbetrieb wieder auf; Mittel für den Wiederaufbau – beantragt waren 1,82 Millionen Reichsmark – wurden ihr von der Kommandantur verwehrt, weil sie Teil der Berliner Universität sei und der Deutschen Zentralverwaltung für Volksbildung in der Sowjetischen Besatzungszone, nicht aber der Kontrolle der Kommandantur unterstehe. Über die Charité der Jahre 1710 bis 1945 ist es nicht schwer, Informationen zu finden; leider gilt das nicht für die Zeiten der DDR. Obwohl an der Charité ein Institut für Geschichte der Medizin existiert, das auch die »Charité-Annalen« herausgibt, findet man nicht annähernd soviel Brauchbares über die DDR-Ära wie über die alte Zeit. Die Universität nahm am 27. Januar 1946 ihren Betrieb wieder auf, mit der Enttrümmerung der Charité-Ruinen wurde alsbald begonnen. Als erste Baumaßnahme gilt der 1951–1954 erfolgte Umbau der Gynäkologischen Klinik zur Universitäts-Geschwulstklinik, nach manchem Urteil ein gesichtsloser Bau (Kratzputz, schmale Fenster mit Putzornamenten, Rustika und monumentaler Außentreppe), eben die »Architektur des nationalen Kulturerbes«. Zwischen 1954 und 1959 wurde ein weiterer Bau dieser Art errichtet, die Hautklinik, die 1943 im Bombenhagel untergangen war.

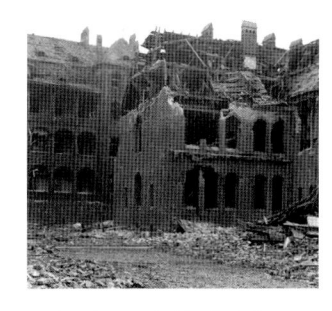

Rechts die Kinderklinik, dahinter die I. Medizinische Klinik. Ruinen nach dem Luftangriff von 1945

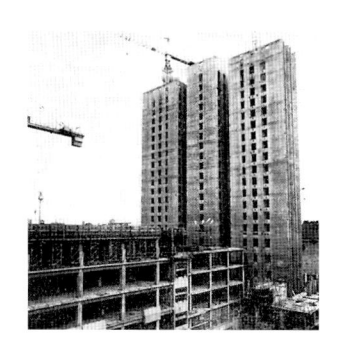

Rohbau des Hochhauses
im Mai 1979

Im Internationalen Jahr des Denkmalschutzes 1975 wollte die DDR als Gastgeberland für ein gutes Klima sorgen. Daher beschloß der Ministerrat, drei wichtige Bauten wiederherzustellen: in Dresden die Semper-Oper, in Berlin das Schinkelsche Schauspielhaus und die Charité. Indem man die alten Bauten der Charité nicht abriß, sondern an ihrer Seite ein einundzwanzigstöckiges Hochhaus für die »Operativen Disziplinen« vom Architektenkollektiv unter Karl-Ernst Swora errichten ließ, wurde nicht gerade ein Schmuckstück Berlins geschaffen, doch immerhin ließ man das alte Gelände mit den Bauten Diestels bestehen. Das Hochhaus wurde – so heißt es lapidar – schrittweise zwischen Januar und Dezember 1982 in Betrieb genommen.

Trotz der unheilsamen Verquickung von Medizin und Politik genießt die Charité nach wie vor einen hervorragenden Ruf. Es scheint, daß ihre Bestimmung, ein Ort der Lehre und Forschung, ein Ort der Heilung und Pflege für viele zu sein, stärker ist als die Schreckensgeschichten aus der Zeit zwischen 1933 und 1989. Es scheint, als stecke noch immer in dem Namen »Charité« derselbe Geist, aus dem sie entstanden ist – ein Geist, den ich mit meiner Überschrift »Glaube, Liebe, Hoffnung« umschreiben wollte.

ANTJE MÜLLER-SCHUBERT — SUSANNE REHM
Kleine Geschichte der Charité

Fängt nicht überall das Beste mit Krankheit an? NOVALIS

Ein unheilbringender Schatten fällt auf das preußische Königreich, als am 9. Oktober 1709 von den östlichsten Grenzen die Schreckensmeldung vom schwarzen Tod an den Hof dringt. Die große Bedrohung seines Volkes und vor allem seines kostbaren Soldatenheeres veranlassen Friedrich I., am 14. November 1709 seinen Namen unter folgendes Reglement zu setzen:
»(…) daß weit außerhalb jeder Stadt / insbesonderheit bei dero Residentzien / Lazareth-Häuser zu errichten sind, an solchen Orten / die luftig seyn / und von Winden bestrichen werden können, die zwar außer der Circumvallation, doch aber nicht gar zu fern von derselben umb commodores Einbringen der Inficirten / liegen.« Im Nordwesten, vor den Toren der Stadt, läßt der König auf seine Kosten das Pesthaus von Berlin erbauen.

Zum Wohle des Heeres und des Volkes

Bis ins 17. Jahrhundert behandeln Barbiere und studierte Ärzte mehr nach philosophischer Eingabe denn naturwissenschaftlicher Erkenntnis. Die scharfe Trennung beider Berufsstände erfolgt im 12. Jahrhundert, als die ersten Universitäten unter kirchlicher Hoheit gegründet werden. Geprägt von den Doktrinen des Klerus, ist es den Medizinern verboten, Blut zu vergießen; die Chirurgie sondert sich von der Medizin ab und liegt in der Hand der Barbiere.

Im Jahr 1714 verfügt der Nachfolger Friedrich I. die Errichtung eines Anatomischen Theaters in Berlin. Ein durchaus wagemutiges Anliegen in einer Zeit, in der lediglich die Universitäten in Italien, Frankreich, Holland und England über die Möglichkeiten des anatomischen Unterrichts verfügen. Den Hofrat und Medicus Dr. Christian Maximilian Spener (1678–1714) holt der König zu diesem Zweck nach Berlin in den eigens zum Anatomischen Theater umgebauten Marstall am Schloß. Die Unterrichtssprache ist deutsch, damit jeder Interessierte, sei er Arzt, Barbier oder einfacher Bürger, teilnehmen kann. Der König ordnet die Zuführung von Leichen an, innerhalb weniger Wochen überschreitet die Zahl der Sektionen die der europäischen Universitäten. Doch noch im selben Jahr verstirbt Spener, und zunächst kehrt wieder der alte Trott und Glaube an die Wundermedizin ein.

Die Pest fordert zwischen dem 14. und 18. Jahrhundert in Europa schätzungsweise 25 Millionen Opfer. Bereits im Mittelalter erkennt man die Ratten als Überträger, aber erst im 19. Jahrhundert identifizieren gleich zwei Forscher unabhängig voneinander den Erreger dieser Erkrankung. Neben dem gebürtigen Schweizer Alexander Yersin (1856–1943) entdeckt der japanische Biologe Shibasaburo Kitasato (1851–1931) als Schüler von Robert Koch den Bazillus, der später den Namen *Yersinia pestis* erhält. Kitasato forscht in unmittelbarer Nähe des Ortes, an dem das Friedrichsche Pesthaus errichtet wurde.

Der Name Charité bedeutet Wohltätigkeit, Barmherzigkeit; die Begüterten der Stadt sowie der Staat sind verpflichtet, wohltätig zu handeln, » ... damit es jedem frey stünde von seinem Überfluß aus christlicher Liebe denen armen Kranken beyzuspringen oder, wie man sagt, Charité zu erweisen ...«.

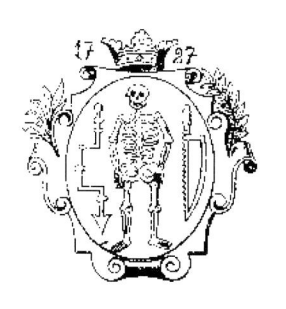

Wappen der Berliner Chirurgengilde mit Trepan und Amputationssäge

Zehn Jahre später, am 18. März 1724, beschließt Friedrich Wilhelm, der Sohn Friedrichs I., die Einrichtung eines Collegium medico-chirurgicum.
Das Reglement sieht neben Vorlesungen über Anatomie und Chirurgie auch solche über Pathologie, Arzneimittellehre, Botanik, pharmazeutische Chemie und Mathematik vor. Über den Eingang des neuen Anatomischen Theaters läßt der Soldatenkönig folgende Inschrift anbringen: »IN EXERCITUS POPULIQUE SALUTEM« (Zum Wohle des Heeres und des Volkes).
Mit dem Collegium wird in Berlin 86 Jahre vor Gründung der Universität eine bedeutende Medizinhochschule ins Leben gerufen. Als geeignete Klinik für diese Schule wird das alte Pesthaus ausgewählt, die Armen und Alten, die jahrelang dort ihre Zuflucht hatten, müssen dem Willen des Königs weichen.

Geld für die Soldaten – Charité für das Volk
»Es soll das Haus die Charité heißen, F.W.« Mit dieser Notiz, geschrieben auf den Rand einer Eingabe vom 14. Januar 1727, verfügt der König den Namen Charité. Damit beginnt ihre eigentliche Geschichte als Krankenhaus. Christian Gottfried Habermaass, Berliner Stadtchirurg, übernimmt die Verwaltung. Unter seiner Ägide entstehen schnell sogenannte »Oeconomie«-Gebäude, in denen die Stallungen, Küche, Speisesaal und Brauhaus Unterkunft finden. Zur Anfangszeit kann die Charité 400 Menschen beherbergen.
Die ersten Studenten vom Collegium, acht Kompanie-Feldschere, auch »Pensionärchirurgen« genannt (wegen des dreijährigen Stipendiums), betreuen die Kranken unter Aufsicht und Leitung der Professoren des Collegium medico-chirurgicum. An den klinischen Visiten sowie den Operationen nehmen zusätzlich Wundärzte, promovierte Ärzte und Medizinstudenten teil. Der Soldatenkönig sorgt für die Bezahlung seiner Professoren, die Finanzierung der Krankenanstalt wird seit Eröffnung des Charité-Betriebs von einer Armendirektion getragen. In den folgenden Jahren wird es sich bis über deutsche Grenzen hinweg herumsprechen, daß man in Berlin zwar nicht an einer Universität, so aber zu günstigsten Bedingungen Medizin studieren kann. Und wenn man sich als Feldscher zum Krankendienst an der Charité verpflichtet, bekommt man sogar Kost und Logis umsonst. In der Vereinigung von Theorie und Praxis am Krankenbett wird die Charité zum Vorbild für viele andere Ausbildungsstätten außer Landes.

Gleich mit Beginn des Krankenhausbetriebs in der Charité verordnet Friedrich Wilhelm die Einrichtung einer Gebäranstalt. Sie gilt vornehmlich den nicht verheirateten Schwangeren der Stadt – das Heer braucht Nachwuchs, und die Fabriken brauchen Arbeiter. Den Gebärsaal betreuen die »Wickelfrauen«, Frauen, die selbst hier entbunden haben. Ab 1751 gibt es bereits die erste Hebammen-Schule an der Charité. Außerdem beherbergt der erste Charité-Bau zwei Infektionsstationen, ein Militär-Lazarett und ein Pfründnerheim. Das Direktoren-Kollegium bestehend aus Johann Theodor Eller (1689–1760), Gabriel Senff (gestorben 1738) und Ernst Conrad Holtzendorff (1688–1751) leitet den gesamten Krankenhaus- und Lazarettbetrieb nach ärztlichem Sachverstand und militärischen Erfordernissen.

Die Charité bleibt dennoch eine Krankenanstalt der Armen und Ärmsten der Stadt. Die Wohlhabenden der Gesellschaft werden von ihren Leibärzten zu Hause behandelt, oder sie besuchen die Privatpraxen und Polikliniken der Stadtärzte. Die Charité liegt außerhalb der Stadtmauern, und es bedarf eines gewissen Aufwandes, dorthin zu gelangen.

Von denen, die in die Krankenanstalt kommen, wird Disziplin und Dankbarkeit erwartet. Der Patient hat zu dieser Zeit keine Rechte. Welche Kriterien zum Fortführen einer Behandlung gelten, das beschreibt der Charité-Prediger Wilhelm Prahmer am Beispiel eines ärztlichen Gesprächs an einem Krankenbett: »(...) *an dem können wir nichts mehr kurieren, an jenem wollen wir die Probe machen*«. Bekannt ist auch, daß der Amtschirurg Senff »(...) *zu weilen in drei bis vier Monaten die Charité nicht besuchet*«. Und Ellers Nachfolger, Samuel Schaarschmidt, Arzt an der Charité seit 1736, wird vom König sogar 1744 seines Amtes enthoben, weil »(...) *gefährlicher Krancken er in Abwartung u. Besuchung der darin befindl. Patienten sonderl. derer Salivanten u. anderer sehr große Nachlässigkeit u. Unfleiß bewiesen*« hat.

So werden die Charité-Patienten häufig nur von Pensionärchirurgen behandelt, denen Unterwundärzte zur Seite stehen, und zudem von Personal betreut, das keinerlei Ausbildung zur Pflege aufweist. Zum Teil setzt sich dieses Personal aus ehemaligen Patienten zusammen, die nach Abschluß der Behandlung der Zahlungsaufforderung nicht nachkommen können und somit die Kosten abarbeiten müssen. In diesem Personenkreis befinden sich laut Prahmer auch Epileptiker, Gebrechliche und vor allem Prostituierte, für die sowohl die Bezahlung als das Abarbeiten der Kosten eine Strafe darstellen soll, die sogenannte Hurenstrafe. Die Charité fällt,

Im Reisetagebuch des Johann Georg Bethmann aus Aderstädt heißt es 1733: »Mit den Kranken hat es diese Beschaffenheit: wer arm und krank in Berlin und den Vorstädten ist, der wird per modum supplicationes, oder wenn der Professor Eller oder Senff nur ein Billet an den Inspectore geben, sogleich in die Charité aufgenommen, und werden auch in allem löblich und hinlänglich gepflegt.«

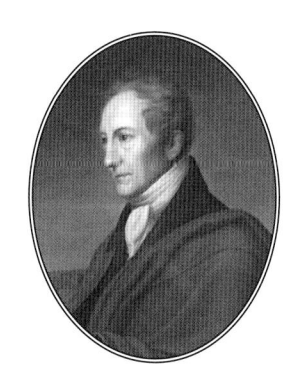

CHRISTOPH WILHELM HUFELAND

Durch Einführung diagnostischer Untersuchungsmethoden wandelt sich die gesamte Heilkunde wie nie zuvor. »Es kommt hierbey alles auf die Bestimmung und den Zweck solcher Anstalten an, und dieser ist dreifach: Hülfe des ärmeren oder verlassenen Kranken – Vervollkommnung der Heilkunst durch genauere Beobachtung und unter Aufsicht angestellte Versuche – und Bildung der Wundärzte zum practischen Heilgeschäft.«
HUFELAND, 1799

was Hygiene und Behandlung angeht, aber nicht aus dem Rahmen der allgemeinen Krankenhaussituation in Europa.

Dennoch ist die Charité für die Armen und Notleidenden der Stadt ein segenbringender Ort, viele zögern ihre Entlassung lange hinaus. Die sehr modern anmutende Verbindung von Theorie und Praxis sorgt für eine Lockerung der starken Trennung von wissenschaftlicher Medizin und handwerklich orientierter Chirurgie. Als bedeutend erweist sich hier die Personalunion zwischen Charité-Arzt und Professor am Collegium medico-chirurgicum.

1785 wird unter Friedrich dem Großen um das 55 Jahre alte Fachwerkgebäude herum ein moderner Bau begonnen. Seit dem Tag seiner Eröffnung nämlich leidet das Charité-Haus an chronischer Überbelegung. Vollendet wird der neue Bau der »Alten Charité« im Dezember 1800. Es gibt nun größere Räume und eine bessere Durchlüftung, auf Wasserleitungen und Bäder muß verzichtet werden, denn die Staatskasse ist leer. Nach Bezug der fertigen Räumlichkeiten wird das alte Pesthaus abgerissen. Die neue Krankenanstalt erhält mit Christoph Wilhelm Hufeland (1762–1836) einen engagierten Arzt.

Die Berliner Universität

Nicht nur an der Charité und am Collegium medico-chirurgicum wirken im Berlin des 18. Jahrhunderts Mediziner. Zur Zeit Friedrich des Großen verrichten 30 bis 40 Ärzte in Berlin ihr Handwerk. Dazu kommen noch einmal genausoviele Chirurgen. Demgegenüber steht eine Stadtbevölkerung, die von 80.000 bei Regierungsantritt auf 150.000 im Jahre 1786 anwächst. Zu dieser Zeit existiert die Medizin real noch auf zwei Stufen. Die eine zeigt die medizinisch unterversorgte und oftmals notleidende Bevölkerung. Die andere Stufe ist geprägt von umwälzenden Erkenntnissen, von sich ständig erweiterndem Wissen, von Therapieerfolgen, von zukunftsweisenden Ideen.

Zwei bedeutende Gründungen wirken sich richtungsweisend aus: 1795 wird die »Pépinière« ins Leben gerufen, eine »medizinisch-chirurgische Akademie für das Militär«. Sie ermöglicht auch mittellosen Studenten das Medizinstudium. Als bedeutende Absolventen seien Virchow, von Helmholtz, von Behring und von Leyden genannt.

In das Jahr 1810 fällt die Gründung der Berliner Universität. Im Jahr zuvor wird im Zuge der

Vorbereitung bereits das Collegium medico-chirurgicum aufgelöst, bis zu diesem Zeitpunkt vom Direktor der Charité, Hufeland, geleitet. Entgegen den Absichten des geistigen Vaters der Universität, Wilhelm von Humboldt (1767–1835), wird auf besonderes Betreiben der Ärzte Hufeland und Johann Christian Reil (1759–1813) im selben Jahr die Gründung einer Medizinischen Fakultät verkündet. In dieser Fakultät ist die Charité zunächst nicht vertreten.

Hufeland selbst verneint die Frage, ob die Charité die Aufgaben einer Universitätsklinik erfüllt, mit der Bemerkung, daß eine zu große Zahl von Kranken den Anfänger zerstreuen und es dem Lehrer unmöglich machen würde, »(...) bei einem einzelnen gehörig zu verweilen«. Deshalb wird, anfangs von der Charité streng getrennt, der Medizinunterricht an eigens hierfür eingerichteten Anstalten verrichtet.

Im Jahre 1817 schließlich greift man doch auf die etablierte Krankenanstalt zurück.

Universität und Militärakademie

Trotz des Status einer Militärakademie nehmen längst Zivilstudenten am Unterricht in der Charité teil. Es bestehen trotz administrativer Trennung zahlreiche Übergänge zwischen Pépinière und Charité; sie liegen sowohl in der wechselseitigen Nutzung beider Institutionen als auch in der erneuten Personalunion der Lehrenden für die Universität einerseits und die militärärztliche Akademie andererseits. Der Chirurg Johann Nepomuk Rust (1775–1840), seit 1817 Mitglied des Charité-Lehrkörpers, bemängelt den großen Nachteil durch eine zweigleisig geführte akademische Medizin in der preußischen Metropole. Er bemüht sich, die Charité-Verwaltung aus dem Einflußbereich des Kriegsministeriums zu lösen und sie dem Ministerium der »geistlichen Unterrichts- und Medizinalangelegenheiten« anzugliedern.

1828 findet die erste Verlegung einer medizinischen Universitätsklinik von der Ziegelstraße in die Charité statt. Dies führt neben einer erheblichen Anhebung der Bettenzahl zur Bildung einer zweiten medizinischen Klinik, bis im Jahr darauf in einer von ihnen die neu gegründete Kinderabteilung mit ihrer Poliklinik untergebracht wird, die auch die erste Spezialklinik zur Behandlung kranker Kinder in Deutschland ist. Zu dieser Zeit beherbergt die Charité eine Klinik für Augenheilkunde sowie für Chirurgie und eine »Irrenabteilung« und die 1825/26 eingerichtete Abteilung für syphilitische Krankheiten.

Die Anstalten für Chirurgie, Innere Medizin und Geburtshilfe werden in angemieteten Häusern in der Friedrich- und Oranienburger Straße untergebracht, bis 1818 in der Ziegelstraße ein geeignetes, ehemals als Bleizucker- und Stärkefabrik dienendes Gebäude zur Unterbringung der medizinischen und chirurgischen Klinik erworben wird. Nach Ankauf weiterer Gebäude und Grundstücke befinden sich ab 1878/80 die I. Chirurgische Universitätsklinik sowie die Augen- und Ohrenklinik in der Ziegelstraße.

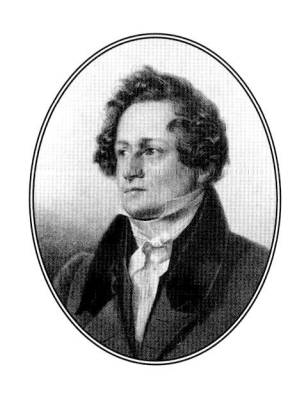

**JOHANN FRIEDRICH
DIEFFENBACH**

»Der wunderbare Traum, daß der Schmerz von uns genommen würde, ist Wirklichkeit geworden. Schmerz, die höchste Bewußheit irdischer Existenz, die klarste Wahrnehmung der Unvollkommenheit unseres Körpers, muß sich vor der Macht des menschlichen Geistes beugen, vor der Macht des Äther-Dampfes.«
J.F. DIEFFENBACH

Sehr deutlich läßt sich in der Charité die Ausweitung und Differenzierung der klinischen Medizin verfolgen, bereits 1830 verweist sie auf nicht weniger als acht selbständige Kliniken: Doch erneuter Platzmangel stellt sich ein. Die hygienischen Gegebenheiten sowie die pflegerischen Leistungen leiden darunter. Zwischen 1831 und 1835 schließlich wird nördlich der »Alten Charité« ein Gebäude errichtet, das den Namen »Neue Charité« erhält. Hier kommen die Geisteskranken, die Syphilitiker sowie eine Gefangenenstation unter. Im Jahr darauf wird ein weiterer Bau begonnen, das Pockenhaus mit einer Isolierstation.
Nicht nur innerhalb der Mauern der Charité macht sich der Bevölkerungszuwachs bemerkbar. Mittlerweile umschließen die Grenzen der preußischen Metropole das Gelände der Charité.

Blütezeit deutscher Medizin
Die nun anbrechende Zeit der umwälzenden Entdeckungen und Erkenntnisse bedeutet für die Charité eine über Jahrzehnte währende Glanzzeit. Johann Friedrich Dieffenbach (1795–1847) revolutioniert die plastische Chirurgie mit grundlegenden Erkenntnissen für die Transplantationschirurgie. Darüber hinaus wagt er als erster die Operation des Schielauges. Noch ist es üblich, Patienten auf dem Operationsbett oder -stuhl anzuschnallen. Größtes Geschick und Schnelligkeit des Chirurgen ist gefordert, um dem Patienten die qualvolle Zeit zu verkürzen. 1847 verfaßt Dieffenbach sein Buch »Äther gegen den Schmerz«.
Mit dem praktizierenden Arzt Carl Emil Gedike (1797–1867) leitet Dieffenbach auch die 1832 gegründete Berliner Krankenwärterschule und gibt eine »Anleitung zur Krankenwartung« heraus. Seit 1833 lehrt Johannes Müller (1801–1858) Anatomie und Physiologie an der Charité. Von Haus aus Zoologe, Anatom und Physiologe, gilt er als der Mitbegründer der vergleichenden Anatomie. Seine Methoden ermöglichen zum ersten Mal einen Einblick in die Vorgänge des lebenden Organismus. Das Müllersche »Handbuch der Physiologie des Menschen« gilt international als anerkanntes Standardwerk. Von seiner Schule stammend, beginnen so bedeutende Mediziner wie Theodor Schwann (1810–1882), Hermann Helmholtz (1821–1894), Emil du Bois-Reymond (1818–1896), Ernst Wilhelm Brücke (1819–1892), Karl Bogislaus Reichert (1811–1883) und Rudolf Virchow (1821–1902) ihre außergewöhnliche Laufbahn. Zusammen mit Müller kommt auch Friedrich Gustav Jacob Henle (1809–1885) an die Charité. Ihm sind bedeutende Ent-

deckungen auf dem Gebiet der Anatomie und Physiologie zu verdanken, er erforscht die Anatomie der Nierenkanälchen: die »Henlesche Schleife«.

Auch der Internist Johann Lukas Schönlein (1793–1864) übt an der Charité auf den Nachwuchs eine besondere Anziehung aus. Schönlein führt grundlegende Untersuchungsmethoden ein: Das Stethoskop, das Mikroskop sowie das Reagenzglas werden von nun an aus dem medizinischen Alltag nicht mehr wegzudenken sein. Und eine weitere Veränderung: Seit 1840 lehrt er in deutscher und nicht mehr in lateinischer Sprache, was – mit Ausnahme des publikumsfreundlichen Anatomieunterrichts eines Maximilian Spener hundert Jahre zuvor – für das ernsthafte Studium der Medizin an einer Fakultät bislang undenkbar ist. Außerdem setzt sich Schönlein für die Anstellung ziviler Ärzte ein.

Ludwig Traube (1818–1876) ist der erste nicht-militärische Arzt, der von diesen Bestrebungen profitiert und damit auch erstes jüdisches Mitglied des akademischen Lehrkörpers wird. Traube ist ein Pionier der experimentellen Pathologie, und zusammen mit Felix von Baerensprung (1822–1864), dem Leiter der Abteilung für syphilitische Kranke, führt er die kontinuierliche Temperaturmessung bei infizierten Kranken ein, was die Beobachtung von charakteristischen Fieberverläufen ermöglicht.

An der Pépinière beginnt zur selben Zeit ein anderer Gelehrter seine Laufbahn, Rudolf Virchow. 1844, mittlerweile Unterarzt im Leichenhaus der Charité, entdeckt er den gefährlichen, bislang fälschlich immer als Entzündung angesehenen Pfropf aus geronnenem Blut in den Körpervenen, den er »Thrombus« nennt, der nach Lösung von seinem Ursprungsgefäß durch Verstopfung der Lungenarterien zum schlagartigen Tod führt, was Virchow als »Embolie« bezeichnet. Bei seinen ersten Prüfungen der neuen Entdeckung an Tieren macht er gleich die nächste bahnbrechende Beobachtung: Die giftige Verunreinigung des Blutes, der er den Namen »Infektion« gibt.

Virchow zählt zu den Medizinern, die sich für die Beseitigung des feudal-monarchistischen Regimes einsetzen. Aufgrund revolutionärer Ideen wird ihm im März 1849 seine Charité-Anstellung gekündigt. 1856 wird er aus Würzburg als Ordinarius für Pathologie und Anatomie zurückgerufen, um die Nachfolge von Johannes Müller anzutreten. Inzwischen international als Forscher höchsten Ranges angesehen, kann er nun Forderungen stellen, so zum Beispiel die nach einem Pathologiegebäude, das zwischen »Alter Charité« und »Neuer Charité« entsteht. Auch die Politik

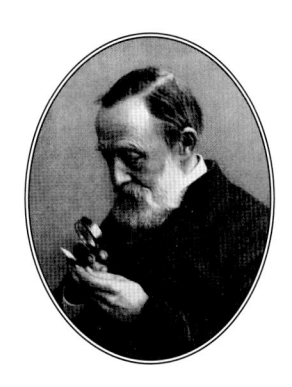

RUDOLF VIRCHOW

Nach seinem ersten wissenschaftlichen Vortrag über das Thema »Infektion« beschreibt Virchow die Reaktionen der Fachwelt: »Die alten Militärärzte wollten aus der Haut fahren, ob so neuer Weisheit; daß das Leben so ganz mechanisch construirt werden sollte, schien ihnen völlig umwälzerisch, wenigstens ganz unpreußisch. Da müßte doch noch so eine Art von Heiligenschein drum bleiben, damit man ein wenig geblendet würde und die Dinge nicht klar sehen könne.«

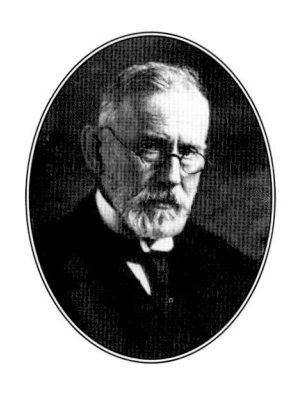

PAUL EHRLICH

erlebt den quirligen Virchow bald wieder. Im Preußischen Landtag liefert er sich vielbeachtete, lautstarke Auseinandersetzungen mit Bismarck.

Nach dem Tod von Johannes Müller teilt sich das von ihm noch einheitlich betreute Fachgebiet in drei neue Lehrgebiete auf. Neben Virchow, der die Pathologie besetzt, erhalten die Müller-Schüler Reichert und du Bois-Reymond die Lehrgebiete Anatomie und Physiologie.

Die bereits 1825 eröffnete Abteilung für syphilitische Kranke der Charité wird unter dem Direktorat von Felix von Baerensprung mit der Pocken- und Krätze-Abteilung zusammengelegt, aus der schließlich die Hautklinik entsteht, wo von Baerensprung ab 1860 seine bedeutenden Arbeiten über den Herpes zoster (Gürtelrose) entwickelt. Eine weitere Vereinigung zweier Abteilungen findet zwischen der Gebäranstalt und der gynäkologischen Abteilung unter Eduard Martin statt, dem angesehensten Geburtshelfer Deutschlands. Er zählt zu den Vorreitern der operativen Gynäkologie und bestreitet hierbei einen wahren Frontenkampf mit den Chirurgen, die auf alles, was mit dem Messer zu behandeln ist, einen Anspruch erheben. Martin ist einer der ersten Operateure in Deutschland, der eine Eierstockgeschwulst erfolgreich entfernt.

1858 tritt Johann Lukas Schönlein von seinem Posten zurück und überläßt diesen dem Internisten Friedrich Theodor von Frerichs (1819–1885), der unter anderem als erster die genialen Gedankenzüge des jungen Paul Ehrlich (1854–1915) erkennt und diesem unmittelbar nach Ende des Medizinstudiums eine Anstellung anbietet sowie eigens für Ehrlich die Einrichtung des ersten chemischen Laboratoriums an der Charité durchsetzt.

In diesem Labor entwickelt Ehrlich seine grundlegenden Studien über die Beschaffenheit des Blutes. Er hat die Stellung eines Oberarztes unter Frerichs, der vor der Verwaltung und den Aufsichtsbehörden diesen »*merkwürdigsten Oberarzt der Charité*«, der nicht an der klinischen Behandlung teilnimmt, stets verteidigen muß: »*Die Wissenschaft ist wie ein Vogel. Vögel singen nur schön, wenn sie frei sind.*« Frerichs Nachfolger, der nüchterne Kliniker Carl Gerhardt (1833–1902), verkennt das Genie von Ehrlich und verlangt tägliches Visitieren sowie andere ärztliche Leistungen, woraufhin Ehrlich die Klinik verläßt und in das Institut für Infektionskrankheiten des Robert Koch wechselt.

Zwischen den Jahren 1828 bis 1868 ist die Augenklinik Teil der Chirurgie an der Charité. Obwohl in dieser Zeit schon längst berühmt und zu einem weiteren Magneten in der Berliner

Medizinerlandschaft geworden, »erwacht« die Fakultät erst 1868 und beruft den 40 jährigen Albrecht von Graefe (1822–1870), der unter anderem den Helmholtzschen Augenspiegel einführt, auf einen Lehrstuhl für Augenheilkunde. Zuvor hat Graefe achtzehn Jahre in seiner Berliner Privatklinik operiert und gelehrt.

Dem Charité-Chirurgen Carl Ludwig Schleich (1859–1922) gelingt 1882 die erste örtliche Schmerzbekämpfung auch bei größeren Operationen mit seinem Prinzip der Infiltrationsanästhesie, bei der verdünntes Kokain unter die Haut eingespritzt wird. Einen Meilenstein in der Anästhesie setzt Alfred Kirstein (1863–1922) mit der Entwicklung des Laryngoskops.

1888 erforscht und benennt der Anatom Wilhelm von Waldeyer-Hartz (1836–1921) die Träger der Erbmasse »Chromosom«. Ein anderer von ihm stammender Begriff ist das »Neuron«. Dem Zoologen Fritz Schaudinn (1871–1906) und dem Dermatologen Erich Hoffmann (1868–1959) gelingt 1900 die Entdeckung des Syphiliserregers. 1906 führt Albert Fraenkel (1848–1916) die intravenöse Strophantin-Behandlung bei Herzinsuffizienz ein. Julius Cohnheim (1839–1884), Assistent am Pathologischen Institut, entwickelt den sogenannten Schnellschnitt, wobei durch Gefrieren von Gewebeproben eine mikroskopische Untersuchung ohne länger dauernden Fixiervorgang ermöglicht wird. Seit 1884 wird eine von Karl Siegesmund Franz Credé (1819–1892) entwickelte Methode systematisch angewandt: Der Gynäkologe hat beobachtet, daß das Einträufeln von Silbernitratlösung in die Augen Neugeborener diese vor einer Ansteckung mit der Geschlechtskrankheit der Mutter schützt.

Parallel zu diesen enormen Entwicklungen an der Charité vollzieht sich in der Klinik der benachbarten Ziegelstraße Vergleichbares: 1850 siedelt die Medizinische Poliklinik in die ehemaligen Gebäude der Bleizucker- und Stärkefabrik über. Leiter ist bis 1856 Moritz Heinrich Romberg (1795–1873), ein Internist und Neurologe, dessen wichtigste Leistungen auf dem Gebiet der Neuropathologie liegen, der Erforschung der krankhaften Veränderungen des Nervensystems. Seinen Posten übernimmt später der aus Zürich berufene Wilhelm Griesinger (1817–1868). Dieser verbindet die neurologischen Krankheiten mit den psychiatrischen ganz nach seinem Grundsatz *»Geisteskrankheiten sind Gehirnkrankheiten«*. Mit dieser somatisch-empirischen Herangehensweise wird er zum Begründer einer neuen Behandlungsstrategie von psychiatrischen Erkrankungen.

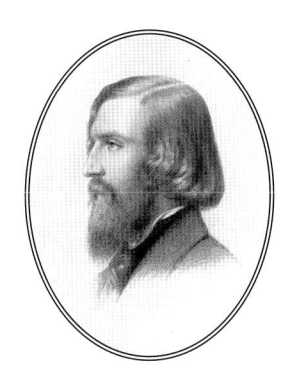

ALBRECHT VON GRAEFE

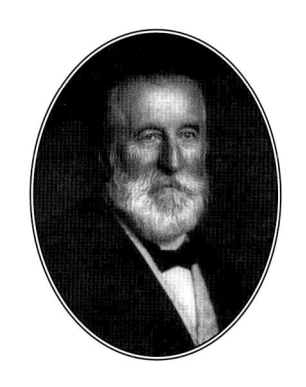

ERNST VON BERGMANN

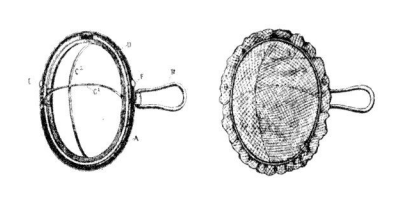

Schimmelbuschmaske

Die größte Bedeutung in der Ziegelstraße erwirbt sich die Chirurgie, seit 1848 Bernhard von Langenbeck (1810–1887) hier wirkt. Während seiner Amtszeit erfährt die Berliner Universität einen ungeahnten Zulauf von Studenten. Auch seine Nachfolger, Ernst von Bergmann (1836–1907) und August Bier (1861–1949), übertreffen das chirurgische Können der Charité-Kollegen. Bergmann löst zum Beispiel die Ära des scharfen Karbolgeruchs ab und führt die »aseptische Methode« der Operation ein.

An der Bergmannschen Klinik arbeitet von 1853 bis 1860 der junge Assistentsarzt Theodor Billroth (1829–1894), der unter anderem die erste Speiseröhrenresektion wagt sowie die erste Totalentfernung des Kehlkopfes. Curt Schimmelbusch (1860–1895), ebenfalls chirurgischer Assistent bei Bergmann, entwickelt die nach ihm benannte Narkosemaske in Form eines Wulstrahmens mit zwei aufklappbaren Bügeln zum Einspannen des Narkosetuchs, auf das das Narkosemedikament getropft wird.

Seit einem halben Jahrhundert steht die Berliner Fakultät an der Spitze der deutschen Medizin; die Zahl der Dozenten ist mittlerweile auf knapp 200, die der Studenten auf 1.200 gestiegen. Aber es ist nicht nur die Fakultät, die den medizinischen Ruf Berlins begründet, sondern auch das Kaiserliche Gesundheitsamt, wo Robert Koch (1843–1910) in enger Zusammenarbeit mit der Charité seine bakteriologischen Studien vorantreibt.

Forscher im Umkreis der Charité

Als der Bakteriologe Robert Koch (1843–1910) im Jahre 1880 an die Berliner Universität gerufen wird, hat er bereits eine Reihe bahnbrechender Forschungsarbeiten, zum Beispiel die Anzucht von Bakterien in Reinkultur, geleistet. 1881 kann er mit der Erfindung des ersten Dampfsterilisators die Medizin revolutionieren. Er beobachtet, daß mit heißem Wasserdampf nach wenigen Minuten sämtliche krankmachenden Keime an Bekleidungsstücken abgetötet werden.

Er schlüsselt das Erscheinungsbild der Erreger von Cholera und Schlafkrankheit auf und entdeckt im Jahr 1882 die Tuberkelbazillen. Jeder siebente Mensch stirbt gegen Ende des 19. Jahrhunderts in Deutschland an der Schwindsucht. In Berlin ist es sogar jeder vierte. Zwar scheitern Kochs Versuche, auch ein Mittel gegen diese Krankheit zu finden, doch 1905 wird ihm für seine Forschungen auf dem Gebiet der Tuberkulose der Nobelpreis für Medizin verliehen.

Der ehemalige Militärarzt Emil Behring (1854–1917) tritt nach einer kurzen Phase als Charité-Oberarzt der I. Medizinischen Klinik 1891 in das Institut für Infektionskrankheiten ein. Noch in der Charité entwickelt er 1890 das Diphtherie-Antiserum. Paul Ehrlich wiederum ist ein Serum zu verdanken, das noch 60- bis 140-mal wirksamer ist als das von Behring. Der endgültige Durchbruch gelingt schließlich 1894, als die Ergebnisse einer Anwendungsstudie an diphtheriekranken Kindern überzeugen. Dabei werden große Mengen des Serums auch an der gerade von Otto Heubner (1843–1926) übernommenen Kinderklinik an der Charité geprüft. »*Es war, als schwebe ein Engel durch die Säle und striche den gequälten Kindern über die fieberheiße Stirn...*«
1901 nimmt Emil von Behring, inzwischen vom deutschen Kaiser geadelt und zum Wirklichen Geheimrat ernannt, den ersten Nobelpreis für Medizin in Empfang.

Ehrlich entdeckt 1882 die Säurefestigkeit des Tuberkelbazillus und gibt seine darauf fußenden Färbemethoden mit Säurefuchsin und Anilin bekannt. Bei der Klärung der Frage, ob chemische Stoffe krankmachende Organismen im Körper abtöten können, benutzt der Chemiker eine Reihe von Farbstoffen, und bei seinem 606. Experiment stößt er auf eine arsenhaltige Verbindung, die den Syphiliserreger, eine der großen Geißeln der Menschheit, abtötet. Das Medikament, das daraufhin hergestellt wird, nennt er »Salvarsan«, heilendes Arsen. Es löst die qualvolle und über Jahrhunderte praktizierte Behandlung der Syphilis mit dem giftigen Quecksilber ab. Im Nu verschwinden feststehende Begriffe wie: »*Eine Nacht mit Venus bedeutet ein Leben mit Quecksilber!*« Mit Salvarsan beginnt nicht nur eine neue Etappe in der Bekämpfung der syphilitischen Erkrankung, sondern zugleich der Siegeszug der modernen Chemotherapie. Schließlich erhält auch Paul Ehrlich zusammen mit Ilja Metschnikow 1908 den Medizin-Nobelpreis für ihre Arbeiten über die Immunität.

Eine weitere wertvolle Waffe gegen die Syphilis liefert kurz darauf der Charité-Arzt und Biochemiker August von Wassermann (1866–1925) mit der nach ihm benannten Reaktion, die das erste sichere diagnostische Anzeichen in der Frühphase der Erkrankung darstellt.

Der Physiologe Theodor Schwann (1810–1882) entdeckt Übereinstimmungen zwischen tierischen und pflanzlichen Zellen, und er erkennt, daß sämtliche Gewebe teils aus Zellen entstanden sind, teils aus diesen bestehen. Nach ihm benannt ist die Umhüllung von Nervenfasern als »Schwannsche Scheide«. 1890 erfolgt die Synthese von Frucht- und Traubenzucker durch den

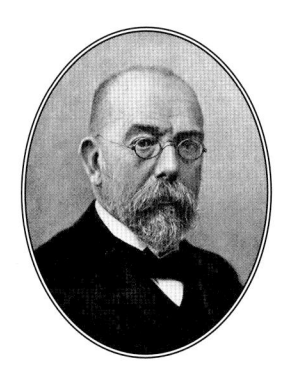

ROBERT KOCH

Rudolf Virchow erläutert vor der Berliner Medizinischen Gesellschaft im November 1894 die Resultate des Diphtherie-Antiserums folgendermaßen: »... Im ganzen wurden behandelt 523 Fälle und von diesen 303 Fälle gespritzt. Die 230 ungespritzten Fälle gaben eine Sterblichkeit von 47,8 die gespritzten von nur 13,2 Prozent. Angesichts der brutalen Macht der Zahlen erachte ich es für die Pflicht eines jeden Arztes, das Mittel in Anwendung zu bringen, wenn es auch das eine oder andere Mal eine schädliche Nebenwirkung gehabt haben mag.«

Chemiker Emil Fischer (1852–1919), für die er 1902 den Nobelpreis für Chemie erhält. Die Pharmakologie verdankt ihm das Medikament Veronal als eines der ersten Barbiturate. Ferner entdeckt Fischer eine Methode zur fabrikmäßigen Herstellung von Koffein, Theophyllin und Theobromin und kann damit unzähligen Asthmatikern helfen. Parallel hierzu laufen seine Untersuchungen über Kohlehydrate und Enzyme. Er formuliert die Wirkungsweise der Enzyme durch den zum Klassiker gewordenen Vergleich mit »Schlüssel und Schloß«. 1908 gelingt ihm die Synthese der Glukose.

Ebenfalls einen Nobelpreis für Chemie erhält 1907 Eduard Buchner (1860–1917) für seine biochemischen Forschungen und seine Entdeckung der zellfreien Gärung.

200 Jahre Charité

1910, im »Jahr des Salvarsans«, feiert die Charité ihren 200. Geburtstag. 1897 hat der Preußische Landtag die Mittel für einen grundlegenden Um- und Neubau bewilligt, der bis 1917 andauern wird. Ausschlaggebend dafür sind die lauten Stimmen der Kritiker, die seit der Gründung der Arbeiter-Sanitäts-Commission 1892 nicht mehr Ruhe gegeben haben und sogar im August 1893 zu einem Boykott der Charité aufrufen.

Im ersten Jahrzehnt des zwanzigsten Jahrhunderts findet der große Wechsel der alten Garde von Pionieren statt: 1902 stirbt Rudolf Virchow, 1907 Ernst von Bergmann, der Chirurg, und 1910 Ernst von Leyden, der bekannte Internist. Wie groß ihr Ansehen ist, beweist, daß die gesamte Berliner Bevölkerung trauert und der Kaiser an den Begräbnissen teilnimmt.

Einen wesentlichen Wandel erfährt zu Beginn des Jahrhunderts die zahnärztliche Ausbildung. 1884 ist der Chirurg Friedrich Busch (1844–1916) erster Direktor der Zahnklinik, damals noch in der Dorotheenstraße gelegen. Diese Klinik hat sich aus der zunächst privaten Klinik für Zahn- und Mundkrankheiten des Eduard Albrecht (1823–1883) entwickelt. Mit der neuen Studien- und Prüfungsordnung von 1909 wird auch ein Reifezeugnis für die Absolventen der Zahnmedizin gefordert, was zu einer Gleichstellung von Medizin und Zahnmedizin führt. Erst jetzt kann die Zahnklinik von der philosophischen zur medizinischen Fakultät wechseln. 1912 bezieht die Zahnklinik auf dem Charité-Gelände ein neues geräumiges Institut.

Das Ziel der Boykott-Aktion gegen die Charité wird erreicht.
In der 19 Punkte umfassenden Resolution der Untersuchungskommission heißt es u.a.: »Freundliche und liebevolle Behandlung der Patienten von der Aufnahme bis zur Entlassung, Fortfall der militärischen Disziplin und des Kasernentons (...); Wegfall aller gefängsnisartigen Einrichtungen und Maßregeln, Wegfall aller Disziplinarstrafen, Gleichstellung der Geschlechtskranken mit anderen Kranken (...); Schonung des Schamgefühls der Patienten und Behandlung derselben lediglich als Kranke und nicht als Zuhälter (...); Ausführung der Operationen unter allen Kautelen, moderne Operationstechnik und damit Benutzung der der Wissenschaft zu Gebote stehenden schmerzstillenden Mittel (...).«

Die ersten Medizinerinnen

Seit Mitte der sechziger Jahre des 19. Jahrhunderts Frauen an Schweizer Universitäten im Fach Medizin immatrikuliert sind, ist eine Diskussion über die Studierfähigkeit der Frau entfacht. Im August regelt der Preußische Ministerialerlaß die Zulassung von Frauen für das Wintersemester 1908/09. In §3 räumt er den Professoren das Sonderrecht ein, selbst zu entscheiden, ob »*aus besonderen Gründen (...) mit Genehmigung des Ministers Frauen von der Teilnahme an einzelnen Vorlesungen ausgeschlossen werden*« können.

Kurz nach Bekanntgabe der Immatrikulationsverordnung Preußens bietet Ottilie Hansemann der Berliner Universität eine Stiftung von 200.000 Reichsmark an unter der Bedingung, daß §3 nicht vollzogen werde. 1913 zieht sie ihr Angebot zurück, nachdem die Universität sich zu keiner Entscheidung durchringen konnte. Bis in das Jahr 1918 behält der Paragraph seine Gültigkeit. Helenefrederike Stelzner (1860–1917) kommt als erste Volontärärztin 1903 an die Psychiatrische Klinik der Charité. Im gleichen Jahr beginnt auch Rahel Hirsch (1870–1953).

Sie ist in der Klinik des Internisten Theodor Brugsch (1878–1963) tätig. 16 Jahre bleibt sie an der Charité, übernimmt schließlich 1908 die Leitung der Poliklinik der II. Medizinischen Klinik. Ihre wissenschaftlichen Arbeiten »Über das Vorkommen von Stärkekörnern im Blut und im Urin« (1907) finden unter den männlichen Kollegen allerdings wenig Beachtung. Ungeachtet dessen wird ihr im November 1913 als erster Medizinerin in Preußen der Titel »Professor« verliehen, der allerdings nicht mit einem Lehrstuhl verbunden ist. Ihre Entdeckung ist seit 1957 im Pschyrembel als »Hirsch-Effekt« aufgeführt, sie wird posthum in die »Galerie berühmter jüdischer Wissenschaftler« in Jerusalem aufgenommen.

Anna Maria Rhoda Erdmann (1870–1935) wird erste Leiterin des neu gegründeten Instituts für experimentelle Zellforschung. Seit 1894 ist im Kochschen Institut eine weitere herausragende Frau tätig, die 1912 sogar als erste Frau, ein Jahr vor Rahel Hirsch, den Professorentitel erlangt: Lydia Rabinowitsch-Kempner (1871–1935) entdeckt 1895 den Erreger der Rindertuberkulose in der Butter und entwickelt eine Methode zur Pasteurisierung der Milch. 1904 wechselt sie an das Pathologische Institut der Charité und führt noch 16 Jahre lang ihre Arbeiten weiter. Später wird sie Direktorin des Bakteriologischen Instituts am Krankenhaus Moabit, wo sie 1934 als Angehörige jüdischen Glaubens ausscheiden muß.

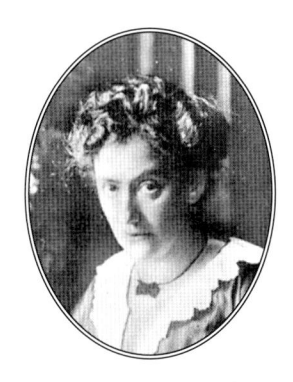

RAHEL HIRSCH

»Man denke sich nur die junge Dame im Seziersaal mit Messer und Pincette vor der gänzlich entblößten männlichen Leiche sitzen ..., zur notwendigen Aufklärung der Krankheitserscheinungen die Beckenorgane mit allem, was dazu gehört, untersuchen ... man berücksichtige, daß das alles in Gegenwart der männlichen Studenten vor sich geht, daß die männlichen, wie die weiblichen in der ersten Zeit der Mannbarkeit stehen, wo die Erregung der Sinnlichkeit ganz besonders leicht und gefahrvoll ist...«

JOHANNES ORTH, Nachfolger Virchows in der Pathologie

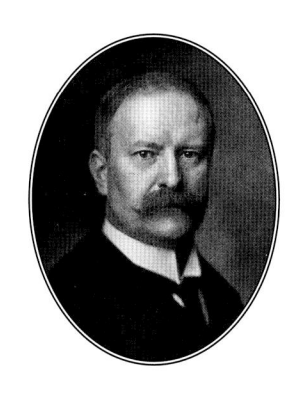

AUGUST BIER

Die Weimarer Zeit
August Bier (1861–1949) lehrt und operiert seit 1907 in der Chirurgischen Klinik in der Ziegelstraße. Er gilt uneingeschränkt als Genie unter den deutschen Chirurgen. Nicht nur seine Operationstechniken begeistern, er befaßt sich auch mit Problemen der Betäubung. 1899 führt Bier die erste Lumbalanästhesie durch. Er spritzt Kokain in den Rückenmarkskanal von sechs schwerkranken Patienten und protokolliert exakt die Beobachtungsergebnisse. Den oft zitierten heroischen Selbstversuch allerdings hat es nie gegeben, da seinem Assistenten August Hildebrandt vor Aufregung das passende Spritzenbesteck abhanden gekommen ist. 1912 erscheint das bedeutendste chirurgische Lehrbuch dieser Zeit, herausgegeben von Bier, Braun und Kümmel. Bier erlebt jedoch auch Mißerfolge.

Theodor Brugsch: »... *Der Erste Weltkrieg kam, die Inflation kam, und da geschah es, daß zwei Männer schwer erkrankten und August Bier sie operieren mußte. Der eine war Hugo Stinnes, von dem man sagt, er habe in der Inflation halb Deutschland ökonomisch in seinen Besitz gebracht. Der andere war der Präsident der Weimarer Republik, Friedrich Ebert. Bier operierte Stinnes an einer eitrigen Gallenblasenentzündung und Ebert an einer schleichenden Blinddarmentzündung. Beide starben. Das brachte Bier, der bis dahin, ich möchte sagen, jeden prominenten Patienten operiert hatte, völlig um den Kredit, den ein Chirurg braucht ...*« Der Ebertsche Blinddarm gelangt zur genauen Diagnostizierung in die Pathologie der Charité zu Professor Otto Lubarsch (1860–1933), der Biers Unschuld am Tod des Reichspräsidenten feststellt. In der Pathologie bleibt der entzündete Wurmfortsatz, eingelegt in Formalin, der Nachwelt erhalten.

An der Chirurgischen Klinik der Charité kündigt sich 1927 ein bedeutender Wechsel an: Otto Hildebrand (1858–1927) übergibt seinen Posten Ferdinand Sauerbruch (1875–1951). 1932 wird die Chirurgische Klinik in der Ziegelstraße aufgelöst und in die Charité übersiedelt. Ihr neuer Direktor heißt von nun an Sauerbruch. In Breslau hat er bereits erste Versuche in der Lungenchirurgie unternommen und die erste Unterdruckkammer für das gefahrlose Öffnen des Brustkorbes entwickelt. Er beschäftigt sich auch mit der Amputation von Gliedmaßen; die nach ihm benannte Handprothese stammt aus dem Jahre 1916.

In den Laboratorien der Universitätsfrauenklinik arbeitet Selmar Aschheim (1878–1965) mit seinem Kollegen Bernhard Zondek (1891–1966) zu dieser Zeit an der Entwicklung eines hormonellen Schwangerschaftsnachweises. 1928 gelingt ihnen der erste Schwangerschaftstest (Aschheim-Zondek-Reaktion). In der Psychiatrischen Klinik erwirbt sich Karl Bonhoeffer (1868–1948) internationales Ansehen.

Auch wenn durch das Wirken von Sauerbruch, Bier, Aschheim, Zondek und etlicher mehr noch einmal Glanz auf die Charité fällt, so ist der Zenit ihrer Bedeutung mittlerweile überschritten.

Die Charité im Nationalsozialismus

Mit der Machtergreifung der Nationalsozialisten 1933 beginnt für die Charité ein düsterer Abschnitt in ihrer Geschichte. Mit dem Gesetz zur »Wiederherstellung des Berufsbeamtentums« vom April 1933 werden bis Ende 1938 an der Charité mindestens 145 Ärzte und Wissenschaftler aus »politischen oder rassischen Gründen« entlassen.

Ebenso trifft dies 50 Angehörige des Pflegepersonals. Zu den betroffenen Ärzten zählen auch international anerkannte Wissenschaftler wie die Gynäkologen Aschheim und Zondek, der Chirurg und Schüler Sauerbruchs Rudolf Nissen (1896–1981), die Internisten Ernst Fränkel (1886–1948), Hermann Zondek (1887–1979) und Herbert Herxheimer (1894–1995), der Sozialhygieniker Benno Chajes (1880–1938), der Sozialgynäkologe und Direktor des Berliner Instituts für Frauenkunde Wilhelm Liepmann (1878–1939). Der Dermatologe Abraham Buschke (1868–1943), der Pathologe Ludwick Pick (1868–1944) und der Hämatologe Hans Hirschfeld (1873–1944) kommen im KZ Theresienstadt ums Leben. 1934 wird die Leiterin des Instituts für Zellforschung, Anna Maria Rhoda Erdmann, zeitweilig inhaftiert, vorübergehend rehabilitiert, bis sie 1935 die Charité endgültig verläßt. Seit Februar 1935 ist jüdischen Studenten der Abschluß ihrer Prüfungen verwehrt, kurz darauf verschließen sich ihnen die Hörsäle und der Zugang zu anderen Hochschuleinrichtungen.

Wie überall im Deutschen Reich, so schwanken auch in Berlin die Ärzte zwischen begeisterter Zustimmung zum Nationalsozialismus und entschiedener Ablehnung. Aber auch »schwankende, differenzierte Bejaher« sind unter ihnen. Sauerbruch wird mit dem Hinweis, er sei kein Antisemit, zwar nicht Mitglied der NSDAP, dennoch gehört er 1937 zu den ersten Trägern des deutschen Nationalpreises für Kunst und Wissenschaft, der als Ersatz für den Nobelpreis geschaffen wird, den Hitler deutschen Wissenschaftlern anzunehmen verboten hat.

»(...). Jüdische Dozenten beherrschen die Lehrstühle der Medizin, entseelen die Heilkunst und haben Generation um Generation der jungen Ärzte mit mechanistischem Geist durchtränkt. Jüdische ›Kollegen‹ setzten sich an die Spitze der Standesvereine und der Ärztekammer; sie verfälschten den ärztlichen Ehrbegriff und untergruben arteigene Ethik und Moral.« Völkischer Beobachter, 23. März 1933

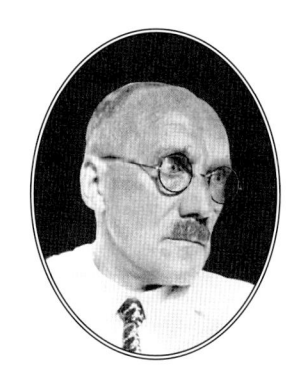

FERDINAND SAUERBRUCH

»Mit Margot war ich zuletzt völlig in den großen Operationsbunker der Charité, der während des Krieges erbaut worden war, gezogen. Je mehr sich der Krieg Berlin näherte, umso weniger kam ich aus diesem Verließ heraus. Und für mich ging das Dritte Reich wirklich und wahrhaftig inmitten von Blut, Eiter, Leichen und Gestank unter...«
FERDINAND SAUERBRUCH:
»Das war mein Leben«

An der Umsetzung der nationalsozialistischen Propaganda an der Charité sind der Psychiater Maximilian de Crinis (1889–1945), Mitinitiator der Mordaktion T4 an psychisch Kranken, der Rassenhygieniker Fritz Lenz (1887–1976), der Orthopäde Lothar Kreuz (1888–1969) und der Hygieniker und Vertrauensmann der Nazis an der Medizinischen Fakultät, Heinrich Zeiss (1888–1949), beteiligt. Sie liefern dem Regime pseudowissenschaftliche Begründungen für die Erb- und Rassenlehre, die alle Bereiche der Medizin verhängnisvoll beeinflußt. Dennoch existiert antifaschistischer Widerstand: Die Medizinstudentin Vera Wulff wird zu vier Jahren Zuchthaus verurteilt, der Dozent Georg Groscurth wegen Vorbereitung zum Hochverrat zum Tode verurteilt. Im Gegensatz zu seinem Nachfolger de Crinis läßt sich Karl Bonhoeffer von den Machthabern nichts abnötigen und meldet keinen seiner Patienten als »erbkrank«, weil dies deren sicheren Tod bedeuten würde.

Die Zustände an deutschen Kliniken und die Vertreibung nahmhafter Ärzte führen zu einer erheblichen Senkung des wissenschaftlichen Niveaus und damit des internationalen Rufs der Charité.

Ende und Neuanfang

In den letzten Kriegstagen liegt die Charité inmitten der Kampflinie um den Reichstag. Am 1. Mai 1945, einen Tag bevor in Berlin der letzte Widerstand gebrochen wird, stürmt ein SS-Offizier in den Charité-Bunker, in dem Sauerbruch gerade operiert. Er fordert, trotz der großen Anzahl der hier untergebrachten Verwundeten den Bunker zu räumen, da ihm dieser als »Verteidigungsbasis« dienen solle. Doch dazu kommt es nicht mehr, denn bereits am 2. Mai besetzt die Rote Armee das Gelände.

Mehr als die Hälfte der Charité liegt in Schutt und Asche. Die Patientenversorgung erfolgt in Gebäuden mit teilweise stark zerstörten Dächern und behelfsmäßig abgedichteten Fenstern. Eine Anzahl von Klinik- und Institutsdirektoren organisiert die Wiederaufnahme des medizinischen Betriebs in dem nun im sowjetischen Sektor gelegenen Krankenhaus.

Unter ihnen befinden sich der Strahlenbiologe Walter Friedrich, der Pathologe Robert Rössle, der Chirurg Ferdinand Sauerbruch, der Gynäkologe Walter Stoeckel, der Oto-Rhino-Laryngologe Carl von Eicken, der Psychiater Karl Bonhoeffer und der Medizinhistoriker Paul Diepgen. Die Anatomen Stieve und Kopsch sind noch im Amt.

Für die stationäre Behandlung stehen bereits im Sommer 1945 wieder 1200 Krankenbetten zur Verfügung.

Nach langwierigen Verhandlungen eines Ausschusses, dem unter anderem Sauerbruch und Brugsch angehören, wird die Berliner Universität im Januar 1946 wiedereröffnet. Über den Standort der Universität gibt es Divergenzen, einige Mitglieder plädieren für eine Verlagerung der Universität nach Dahlem in den Westteil der Stadt. Doch die Mehrheitsgruppe um Brugsch kann sich durchsetzen: Sie will die Charité nicht getrennt von der Humboldt-Universität sehen. Der Beschluß, die Charité der Universität unter sowjetischer Verwaltung anzugliedern, läßt die Forderung nach Gründung einer »Freien Universität« in den Westsektoren immer lauter werden. Der »Tagesspiegel« schreibt im November über die im sowjetischen Sektor gelegene Universität, daß an ihr »*kommunistische Funktionäre*« herangebildet würden, »*die nebenher auch heilen, richten und abrichten*«. Am 4. Dezember 1948 wird die Freie Universität Berlin gegründet.

Nach der Teilung Deutschlands

Mit der Gründung der DDR 1949 orientiert sich die Charité immer stärker an der Forschung der Sowjetunion. Bedeutende Wissenschaftler der DDR sind: Der Radiologe Fritz Gietzelt (1903–1968), er übernimmt 1951 den Lehrstuhl für Radiologie und begründet das DDR-Register für Geschwulstkrankheiten, das sogenannte »Krebsregister der DDR«; Karl Lohmann (1898–1978) auf dem Gebiet der Biochemie, er entwickelt neue Verfahren zur Bestimmung von Hormonen in Blut und Urin; Wolfgang Rosenthal (1882–1971) erlangt besondere Verdienste in der Kieferchirurgie; Friedrich Jung (geboren 1915), Direktor des Pharmakologischen Instituts, gelingen bedeutende Fortschritte auf dem Gebiet der Hämoglobin-Forschung und der Anwendung des Elektronenmikroskops. Samuel Mitja Rapoport (geboren 1912), neuer Direktor des Instituts für Physiologie und Biologische Chemie, veröffentlicht Arbeiten über Stoffwechsel der Phosphorsäureester und damit einen Nebenweg des Kohlehydratabbaus, bekannt als »Rapoport-Zyklus«. Auch Otto Prokop (geboren 1921) erlangt als Gerichtsmediziner weltweites Ansehen.

Wie international üblich, entwickeln sich Spezialabteilungen: Am Pathologischen Institut eine elektronenmikroskopische, eine neurohistologische und eine histochemiche Abteilung, eine Gewebebank und ein Isotopenlabor. Die großen Kliniken bauen Unterabteilungen auf, wie die

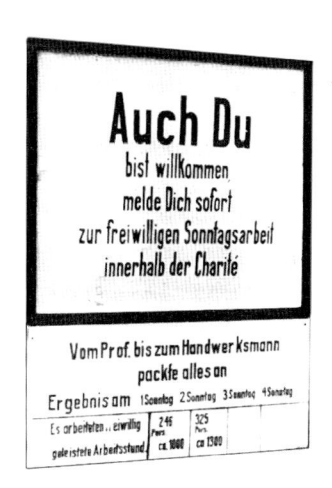

Aufforderung zur Enttrümmerung in der Charité

neurochirurgische und die anästhesiologische Abteilung innerhalb der Chirurgie. Die Charité wird ein Haus der Maximalversorgung.

Ende 1960 begeht die Charité, gemeinsam mit dem 150-jährigen Jubiläum der Humboldt-Universität, das 250. Jahr ihres Bestehens. Die DDR hat 120 Millionen Mark für den Wiederaufbau, die Rekonstruktion und die apparative Ausstattung zur Verfügung gestellt. Zu den 33 Wissenschaftlern des In- und Auslandes, denen anläßlich der Jubiläumsfeierlichkeiten die Ehrendoktorwürde der Humboldt-Universität verliehen wird, gehören der 1933 vertriebene Gynäkologe und Endokrinologe Selmar Aschheim und der Humanist Albert Schweitzer.

Die Medizinische Fakultät will wieder führendes Zentrum der medizinischen Wissenschaft werden. *»Bis 1961 spielten politische Diversion, Diffamierung, Sabotage und Abwerbung von Ärzten und Pflegepersonal von Westberlin und der BRD aus eine hemmende Rolle bei der Weiterentwicklung der Charité. Diese Situation konnte erst nach der Sicherung der Staatsgrenze am 13. August 1961 entscheidend verbessert werden.«* Jubiläumsschrift: Charité 1710–1985.

Auch nach dem Mauerbau kommen noch täglich Professoren aus Westberlin in die Charité, unter ihnen Waldeyer, Rapoport und Volkheimer. Mit einer Monatsmarke auf dem Dienstausweis können sie die Mauer passieren.

Wieder an die Grenzen ihrer Kapazität gelangt, wird 1982 das COZ (Chirurgisch Orientiertes Zentrum), das Charité-Hochhaus, eingeweiht, eines, wie es in entsprechenden Verlautbarungen heißt, *»der wichtigsten Ereignisse in der nun fast 275-jährigen Geschichte der Charité«.* Immerhin ist es das umfangreichste Bauvorhaben in der Geschichte des Hochschul-und Gesundheitswesen der DDR. Etwa 20% des medizinischen Forschungspotentials des Landes konzentrieren sich zu dieser Zeit an der Charité. Neben einer Reihe von Forschungs- und Betreuungsschwerpunkten entsteht unter Leitung des Urologen Moritz Mebel und des Chirurgen Helmut Wolff ein Zentrum für Transplantationschirurgie.

»Nur ein sozialistischer Arzt ist ein guter Arzt« – oder: Was wollte die Stasi in der Charité?

Noch fester als andere Fakultäten und Kliniken ist die Charité, auch wegen ihrer unmittelbaren Nähe zur Mauer, mit dem Netz der Stasi verknüpft. Mehrere konspirative Zimmer in verschiedenen Kliniken werden eingerichtet. Teilweise werden Fenster, die in Richtung Westen weisen, zugemauert. In einer Abhandlung über Sicherheitsvorschriften heißt es zum Beispiel: »*Einleitung und Realisierung aller erforderlichen operativ-technischen Sicherungsmaßnahmen zur Verhinderung des ungesetzlichen Grenzübertritts mittels Flugkörper von der Plattform des Hochhauses Neubau Charité*«. Jede Klinik, jedes Institut erhält einen staatlichen Leiter und eine Abteilungs-Partei-Organisation (APO). Partei, Gewerkschaft und FDJ bestimmen bei allen Fragen mit, sei es in Bezug auf Forschung, Lehre und Krankenversorgung und ganz besonders natürlich, wenn es sich um NSW-Kontakte (nicht-sozialistisches Währungsgebiet) sowie um Fragen bezüglich Westreisen handelt. Die Charité-Führungsoffiziere übernehmen auch die Aufgabe, das gesamte Berliner Gesundheitswesen zu überwachen. Außer ihnen kümmern sich weitere MfS-Offiziere (Ministerium für Staatssicherheit) um die Charité und die dort tätigen »Inoffiziellen Mitarbeiter« (IM). Die gesamte Öffentlichkeitsarbeit und die »Sicherung des Gesundheitswesens« zählen ebenfalls zum parteilich organisierten Aufgabenbereich. Im MfS-Jargon klingt das in einer Planvorlage für das Studienjahr 1989 so: »*Die politisch-operative Arbeit im Sicherungsbereich Gesundheitswesen ist durch eine verstärkte, planmäßigere und umfassendere Klärung der Frage › Wer ist wer?‹ unter dem mittleren medizinischen Personal und der medizinischen Intelligenz durch Nutzung der operativen Grundprozesse zu qualifizieren.*« Auf dem Plan steht auch das Zurückholen von in den Westen abgewanderten Charité-Ärzten. Zu den Aufgaben der parteilichen Organisationen gehören ebenso das Lenken und Absichern von medizinischen Forschungsschwerpunkten wie Transplantationschirurgie, Anabolika-Forschung und nuklearmedizinische Diagnostik. Die Medizin zählt neben den technischen Bereichen zu den Gebieten, die vom MfS mit besonderer Intensität »politisch-operativ durchdrungen« werden.

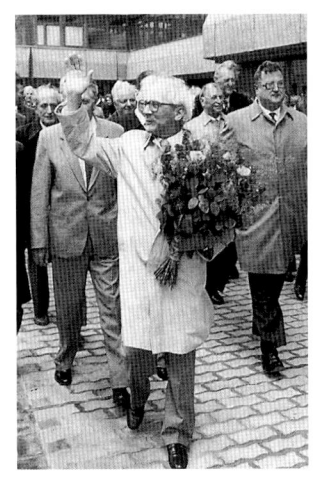

Erich Honecker anläßlich der Übergabe des neuen Klinikums an die Charité am 14.6.1982

Nach dem Mauerfall

1990 ist auch für die Charité das Jahr der großen Umbrüche. Die Auflösung des erstarrten sozialistischen Planungsgefüges fordert ungeübte Fähigkeiten. Nach der ersten Euphorie wird sichtbar, daß ein beachtlicher Teil der Belegschaft die Charité verlassen hat und in den Westen gegangen ist. Laut Charité-Annalen von 1990 reisten allein 1989 nicht weniger als 400 Charité-Mitarbeiter aus, darunter 84 Ärzte und 142 Schwestern.

Unter denen, die bleiben, wächst die Angst, dem neuen Leistungsdruck nicht gewachsen zu sein.

Verzagtheit und Resignation machen sich breit. Und der erhoffte, versprochene wirtschaftliche Aufschwung läßt auf sich warten. Schnell wird ersichtlich, daß es eine Gleichstellung beider Hälften Deutschlands so schnell nicht geben wird.

Die Charité richtet im Oktober 1991, viel früher als alle übrigen Universitäten, die ersten Anfragen über alle 211 Hochschullehrer an die Gauck-Behörde. Über 20 Professoren, darunter sieben Klinikdirektoren, müssen ihre Posten verlassen. Etliche erhalten Entlastungsschreiben, wenige gehen von selbst, als sie mit ihren Stasi-Unterlagen konfrontiert werden. Einige klagen gegen ihre Kündigung, manchmal mit Erfolg, und das Verfahren endet mit einem Vergleich: Fristgemäße statt fristlose Entlassung. Daraufhin bezeichnen sich mehrere der als IMs gekündigten Professoren als »rehabilitiert«, obwohl das Arbeitsgericht diesen Sachverhalt nicht zu prüfen hatte. Nicht nur die Hochschulprofessoren werden »gegauckt«, alle Mitarbeiter müssen sich früher oder später prüfen lassen.

Zur gleichen Zeit beginnt ein weiterer kräftezehrender Kampf. Es geht um die Existenz der Charité. Das Klinikum, zu DDR-Zeiten das mit Ärzten und Material am besten ausgerüstete und mit West-Medikamenten versorgte Krankenhaus, soll in üble Machenschaften verwickelt gewesen sein. Die Charité, noch ungeübt im Umgang mit der westlichen Presse, kann den massiven Vorwürfen nicht immer Paroli bieten. Es werden Stimmen laut, die die Schließung fordern. Wäre es nicht sinnvoll, die Charité im Norden Berlins neu aufzubauen oder sie im Universitätsklinikum Rudolf Virchow unterzubringen? Braucht Berlin überhaupt drei Universitätskliniken? Hinter allen Argumenten, Angriffen, scheinbaren Anträgen lassen sich auch Begehrlichkeiten auf den Standort vermuten. Zu gut ist noch im Gedächtnis, daß ein Bonner Parlamentarier den Charité-Neubau als geeignetes Bürogebäude für den Bundestag ausgemacht hat.

Es bilden sich Gruppen, deren Ziel der Erhalt der Charité ist: Im April 1991 wird der »Verein der Freunde und Förderer der Berliner Charité e.V.« gegründet, im Oktober 1994 folgt der Verein »Charité e.V.«.

Schließlich kommt es nach langwierigen und zähen Verhandlungen zu einer Neustrukturierung der Hochschullandschaft. Es wird beschlossen, daß keines der drei Universitätskliniken (Steglitz, Rudolf Virchow und Charité) seinen Standort und die Bindung an eine der zwei Universitäten verliert. Allerdings werden die Zugehörigkeiten neu festgelegt: Das Virchow-Klinikum fällt an die Humboldt-Universität, unter deren Dach eine Fusion mit der Charité vollzogen werden soll. Das Klinikum Steglitz, jetzt Universitätsklinikum Benjamin Franklin, bleibt an der Freien Universität.

Charité 2000

Die Charité spiegelt in den Jahren nach der Wende die allgemeine Situation der fünf Neuen Länder wieder. Alt mischt sich mit neu; anfangs bringt dies viele Probleme mit sich, auch persönlicher Natur. Die neuen Chefs kommen aus dem Westen. Nur noch wenige Klinikdirektoren aus dem Osten Deutschlands bleiben. Im Gefolge der neuen Professoren gelangen dynamische, auf West-Medizin und Forschung ausgerichtete Mediziner an die Charité. Die logische Folge des Zusammentreffens zweier differenter Systeme ist Unverständnis, oft Lähmung auf der einen, öfter Belehrung auf der anderen Seite. Doch nachdem die ersten großen Reformen wie Stürme über das Haus hinweggezogen sind, der Standort Berlin-Mitte gesichert scheint, die Fusion mit dem Rudolf Virchow-Klinikum längst begonnen hat, stellt man fest, daß es die Grenze zwischen Ost und West nicht mehr so deutlich gibt. Wenn es um den Erhalt der Charité geht, ziehen alle am selben Strang. Die Zeit der Frontenkämpfe scheint überstanden. Ein breites Spektrum an medizinischen Disziplinen zieht wieder Patienten, Studenten und Wissenschaftler an.

Immer noch wird an den Gebäuden der Charité rekonstruiert, abgetragen, hinzugefügt. Kaum scheint das Hochhaus saniert, werden auf dem alten Gelände ganze Straßenzüge aufgerissen, Gebäude ausgehöhlt. Ein Forschungszentrum des Max Planck-Instituts wird gebaut sowie das deutsche Rheuma-Forschungszentrum. Wie heißt es bei Michael Cullen? *»Je größer das Bauwerk, desto ›ewiger‹ die Baustelle.«* Wie wahr. Beinahe ungestört davon gehen Krankenhausbetrieb und Lehre ihren Gang. Im Zuge der Fusion mit dem Universitätsklinikum Rudolf Virchow sind einige Kliniken in den Stadtteil Wedding gezogen: die Kinderchirurgie, die Neurochirurgie und die Augenheilkunde. Die Urologische Klinik und die Klinik für Hals-Nasen-Ohren-Erkrankungen dagegen haben nun ihren Hauptsitz in der Charité. Zum Jahreswechsel 1996/97 ist die Realisierung der auf dem Papier bereits gültigen Fusion geplant. Dann wird es die Charité an zwei Standorten in Berlin geben: in Mitte und im Wedding.

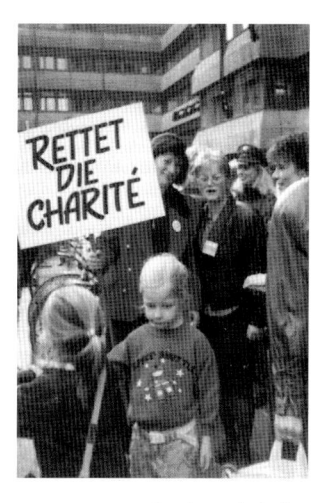

Demonstration für den Erhalt der Charité vor dem Bettenhochhaus am 27.09.1991

CAROLINE HAKE — SARA HARTEN
Fotografischer Rundgang

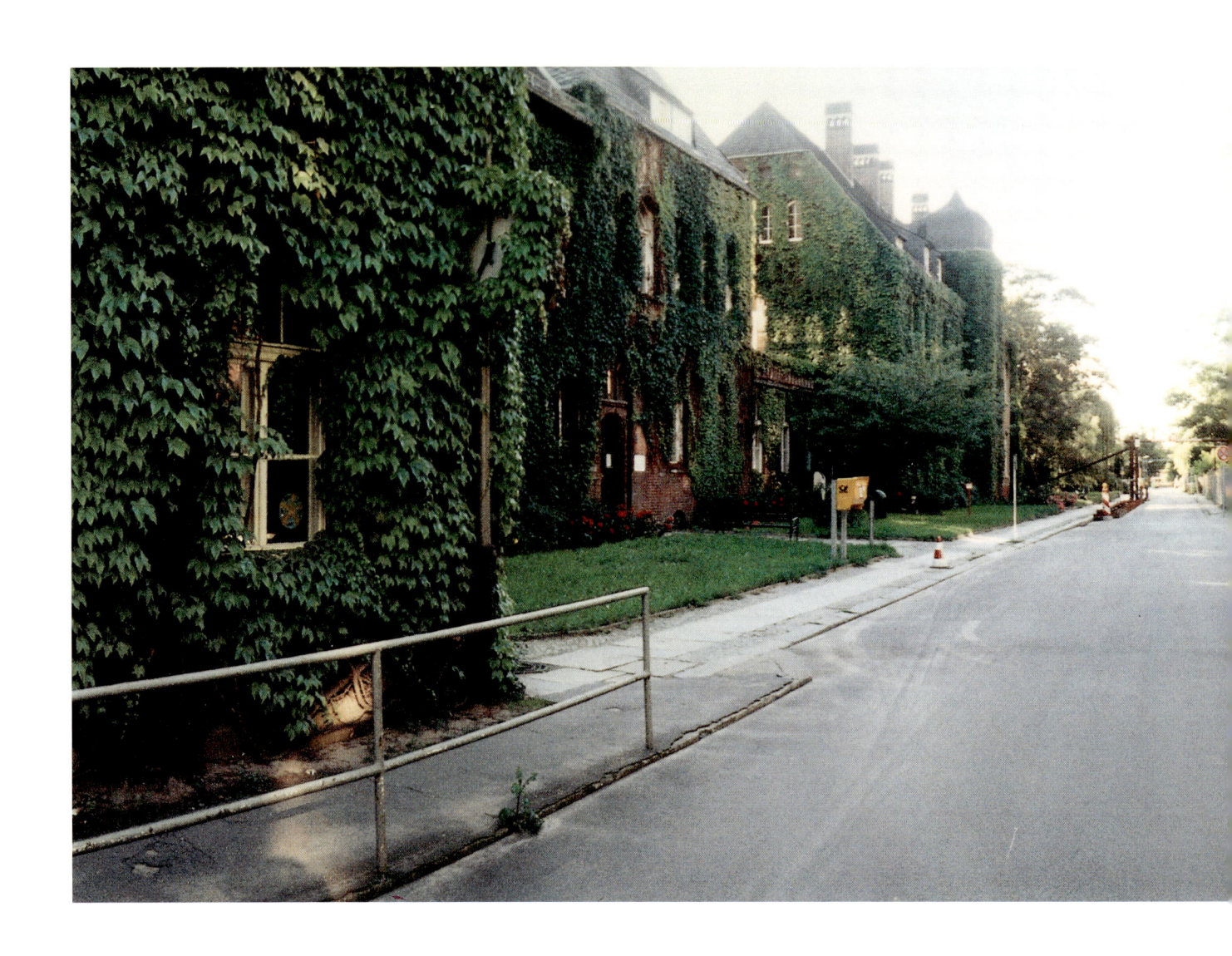

42 | EINGANG – Schumannstraße

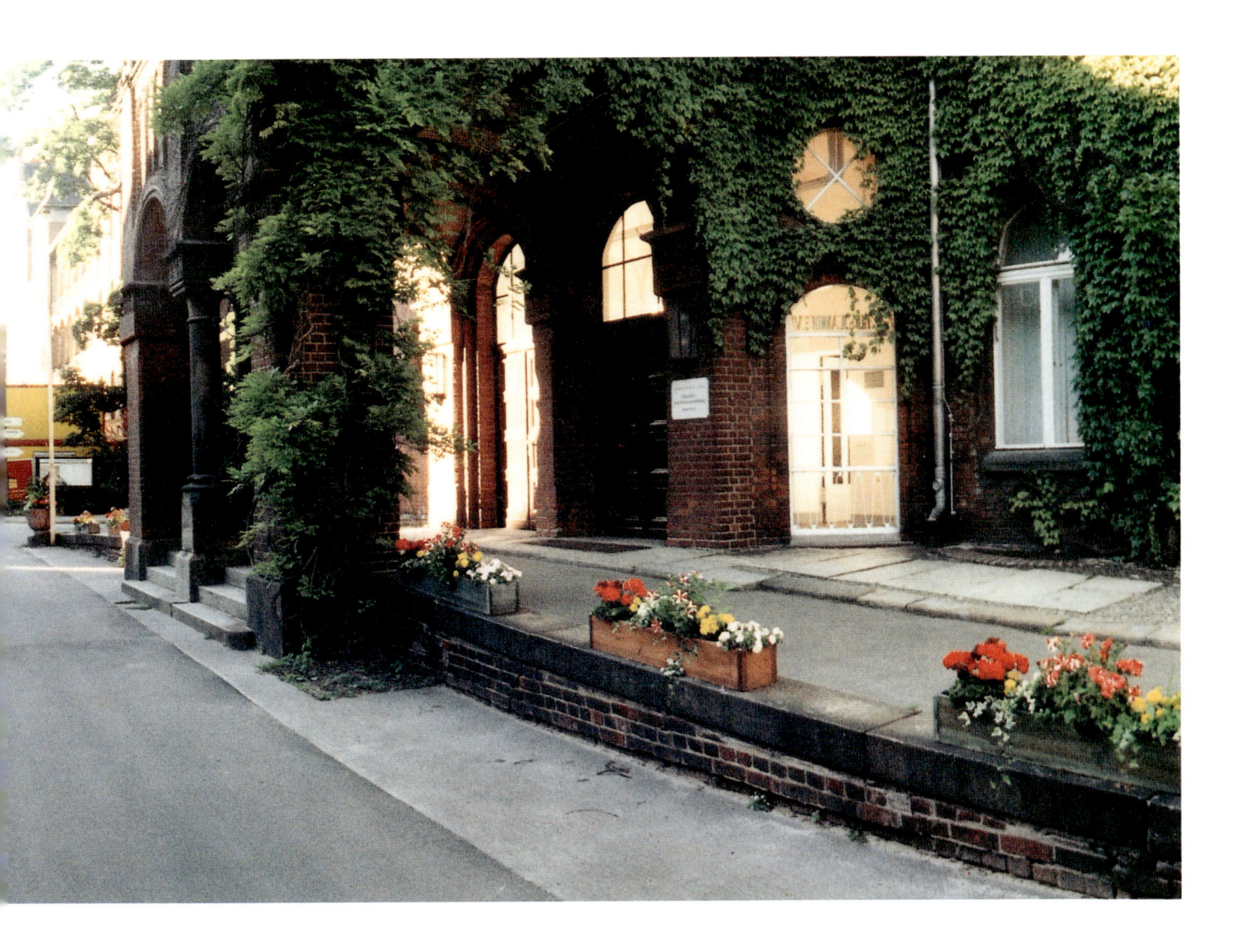

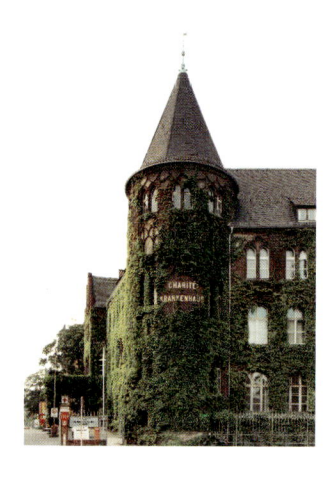

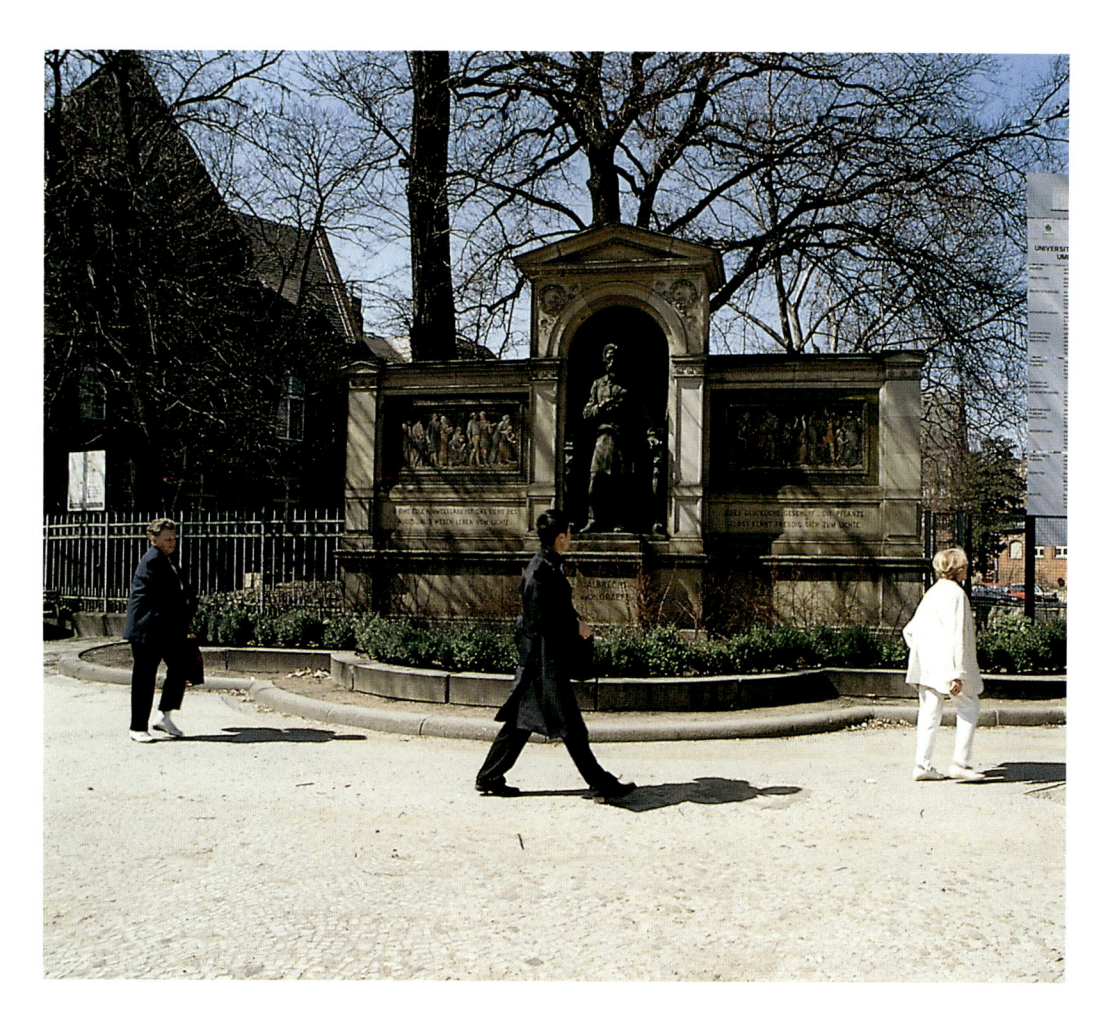

EINGANG – Schumannstraße, Ecke Luisenstraße: Denkmal Albrecht von Graefe

»*Ehre dem Staat, in dessen Metropole ein solches Denkmal errichtet wurde. Der Mann, dessen Andenken wir feiern, hat nicht ein Volk regiert, hat nicht Schlachten geschlagen, nicht mit dem Pinsel oder Meißel Kunstwerke geschaffen. Tausende und Tausende, welche vor ihm unrettbar der Erblindung verfielen, können fortan durch die Kunst, die er gelehrt, gerettet werden...*« PROF. ARLT, Rede zur Enthüllungsfeier am 22. Mai 1882

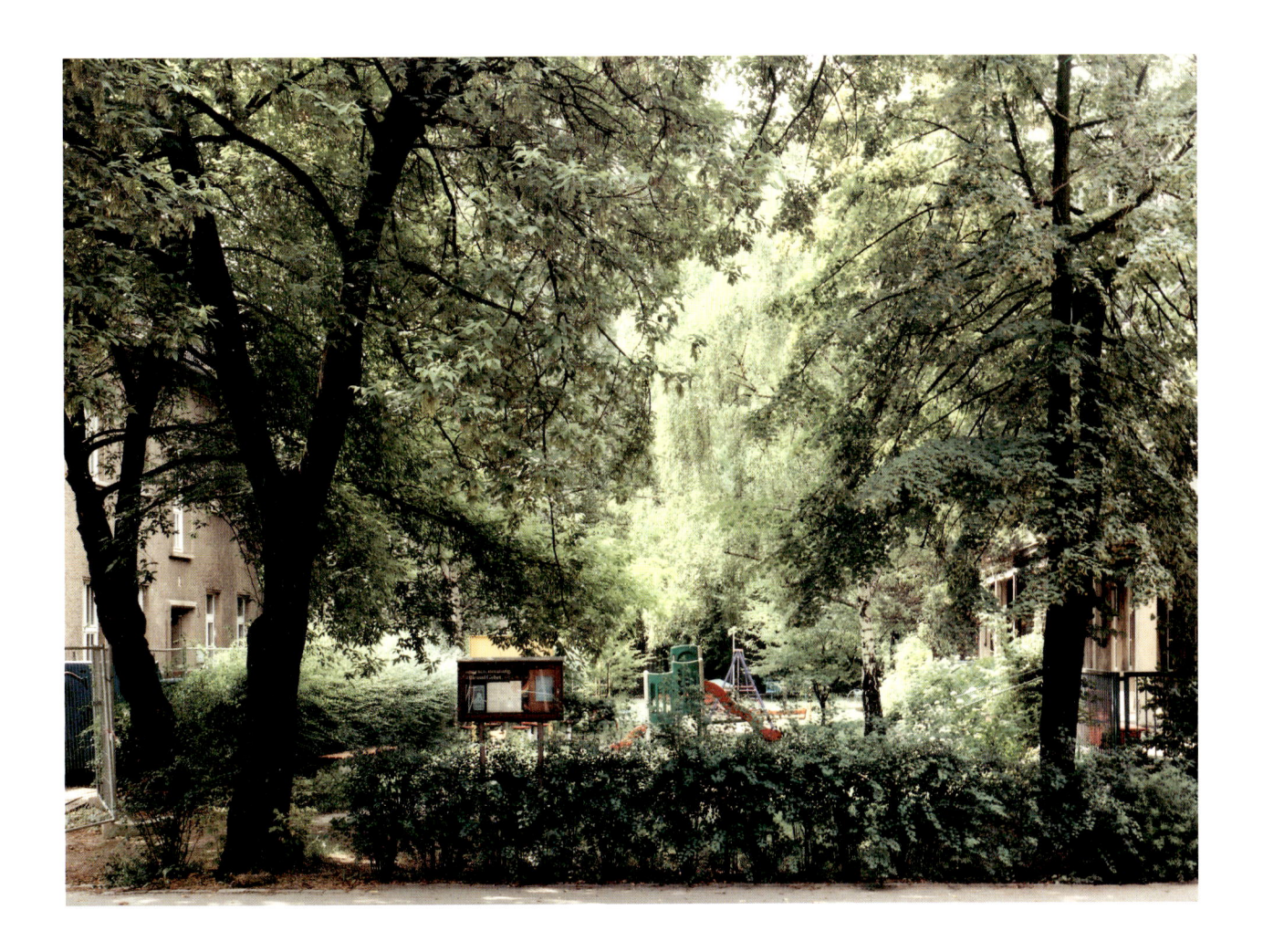

KINDERKLINIK — Garten und Spielplatz auf dem ehemaligen Triangel der Charité.
Hier standen einst Robert Kochs Laborbaracken

46 | KINDERKLINIK

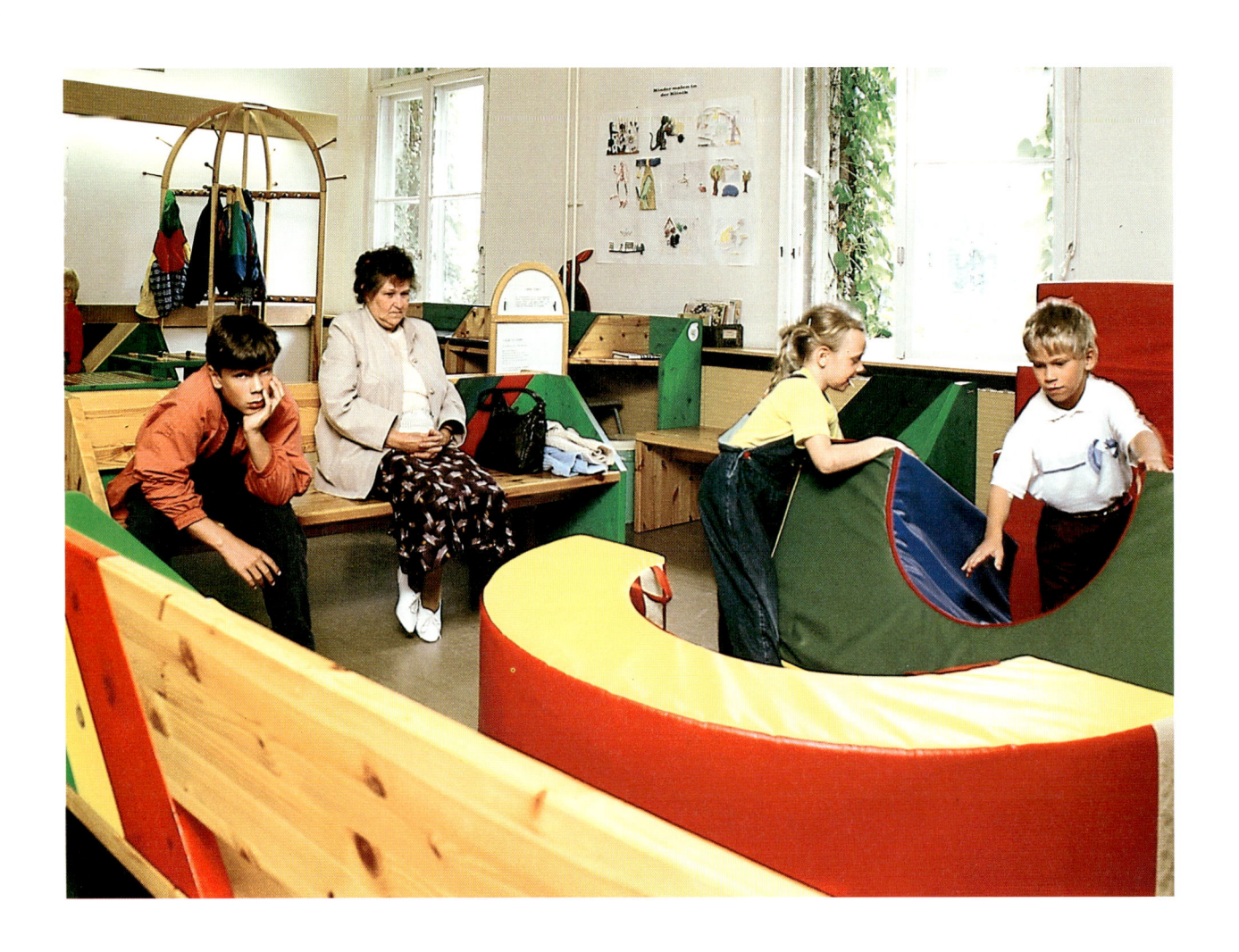

KINDERKLINIK – Krankengymnastik | 47

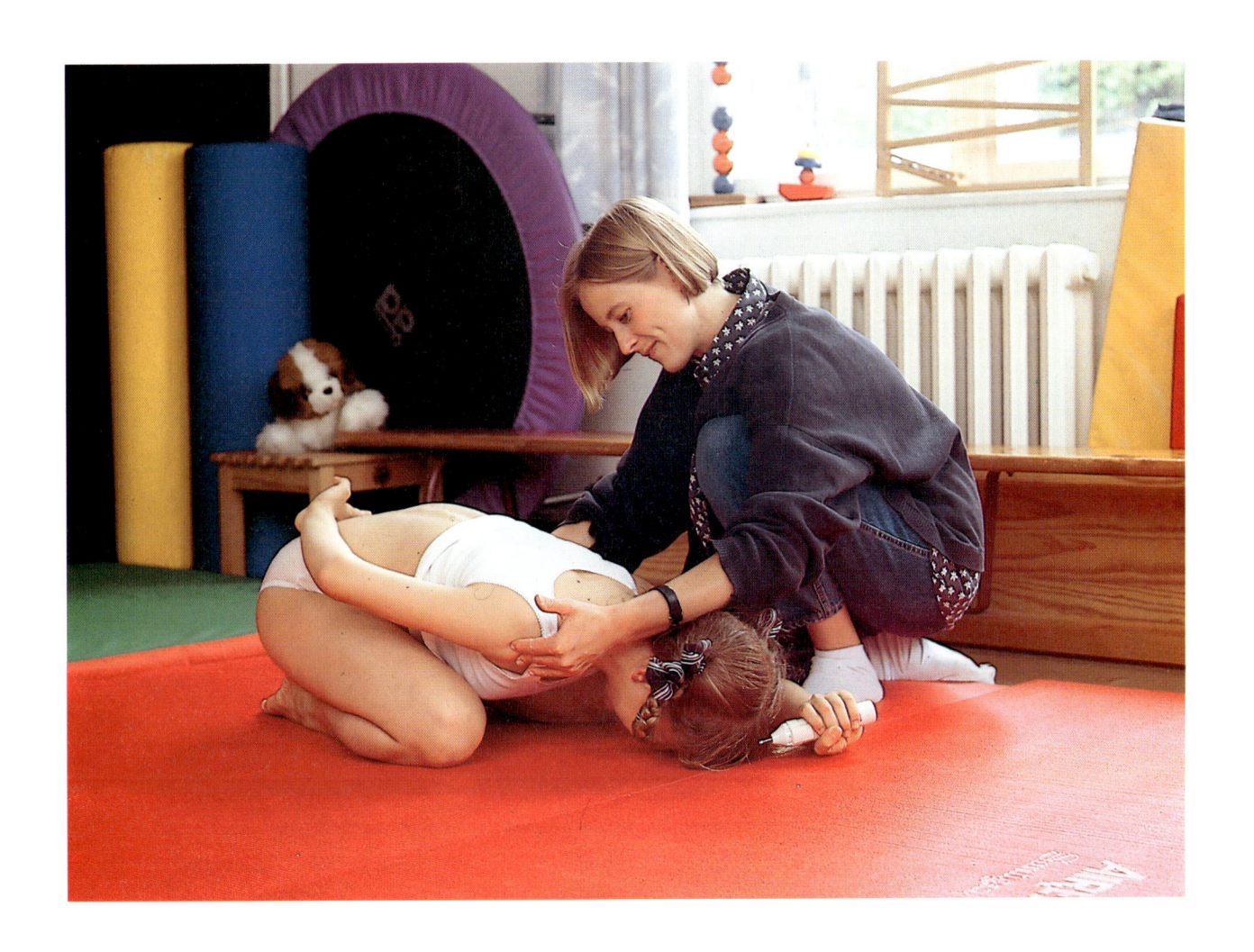

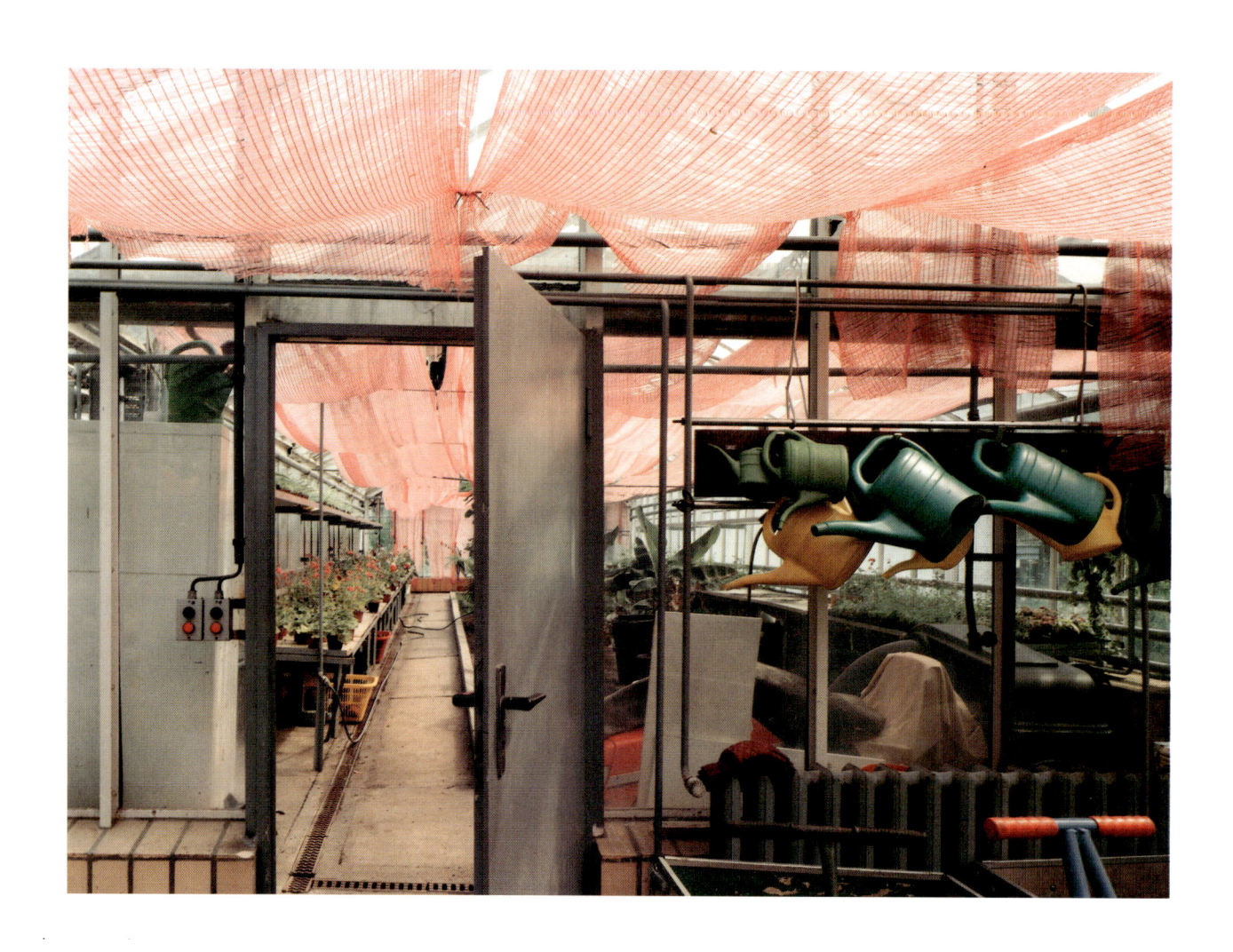

GÄRTNEREI – Schon im frühen 19. Jahrhundert gab es auf dem Charité-Gelände
ein Treibhaus. Die Gärtnerei fiel 1996 dem Neubau des Max Planck-Instituts zum Opfer

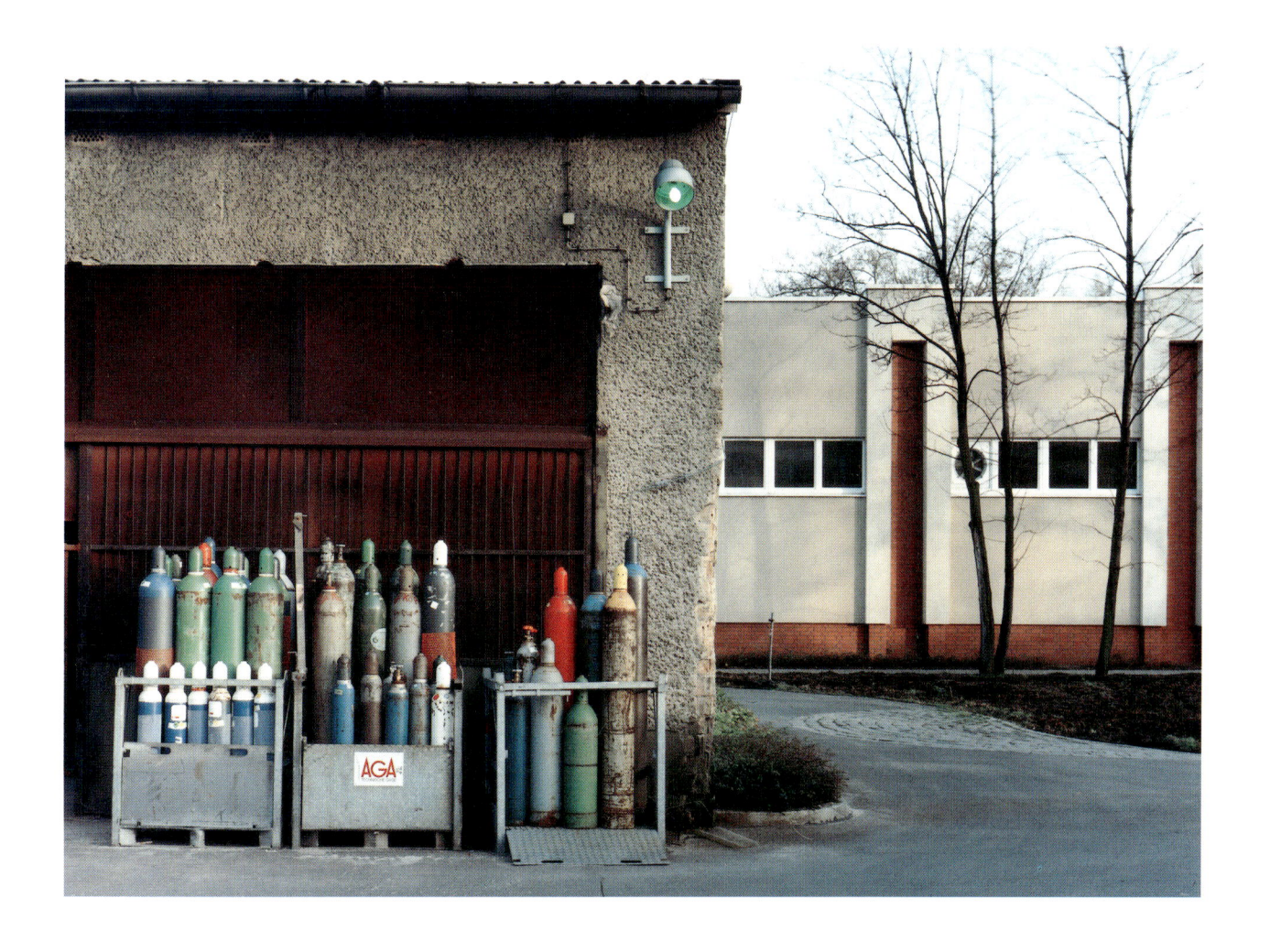

GASFLASCHENLAGER – (1996 abgerissen)
Dahinter das Zentrallager für Materialwirtschaft und Entsorgungshalle

KLINIK FÜR INNERE MEDIZIN »Theodor Brugsch«

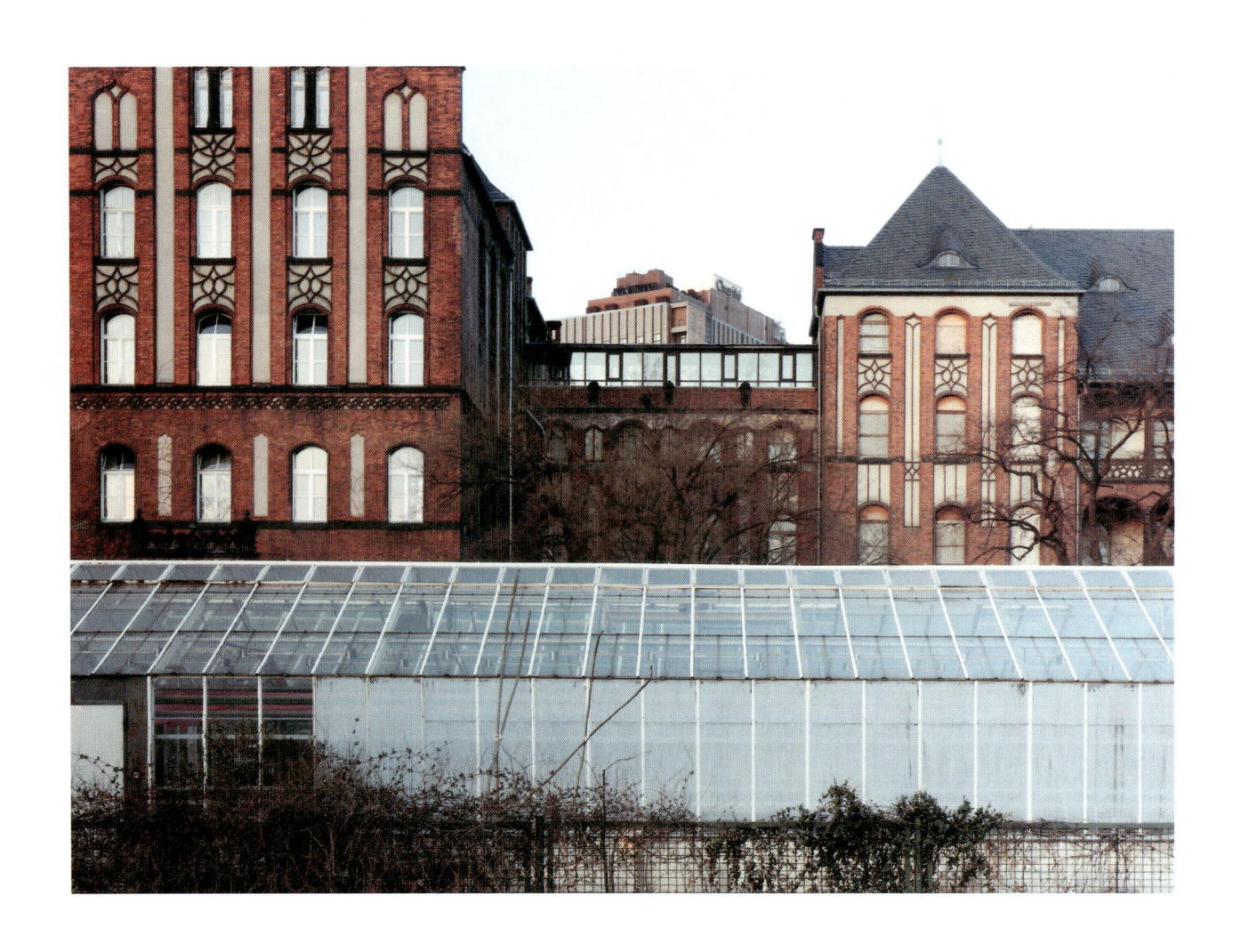

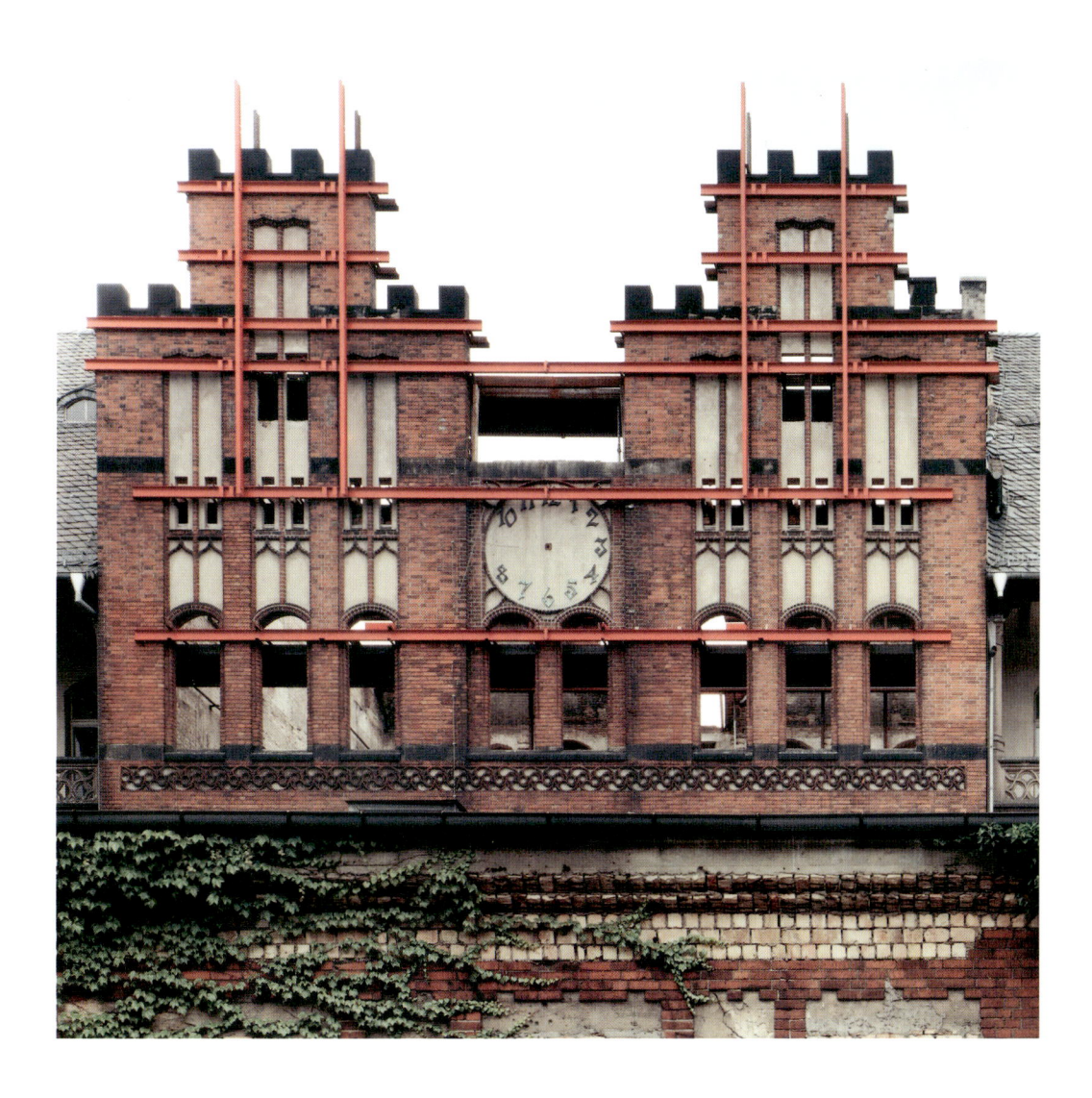

KLINIK FÜR INNERE MEDIZIN – Die Uhr im Giebel ist ein Relikt der »Neuen Charité«,
die von 1831 bis 1835 nördlich der »Alten Charité« erbaut wurde

KLINIK FÜR INNERE MEDIZIN

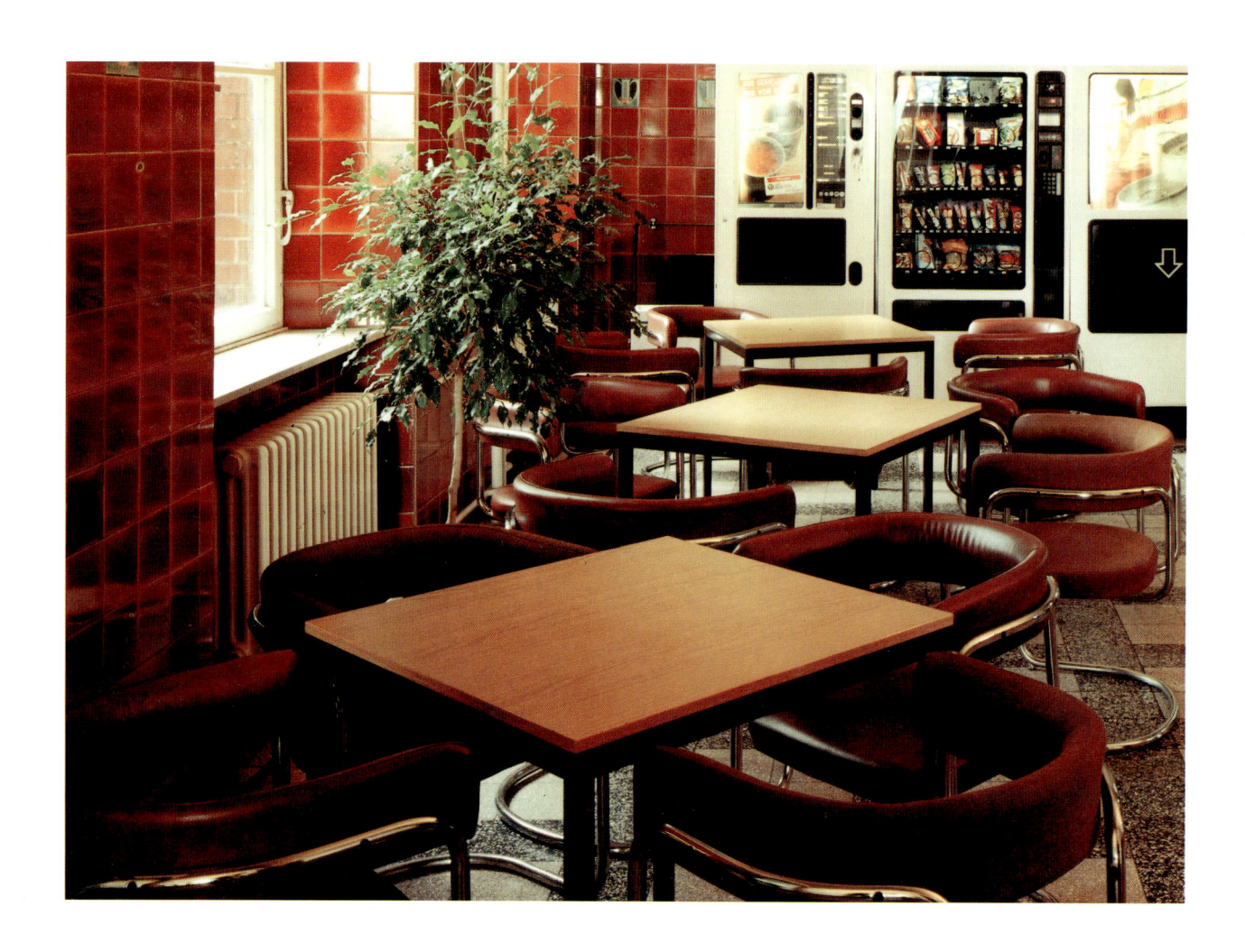

KLINIK FÜR INNERE MEDIZIN | 53

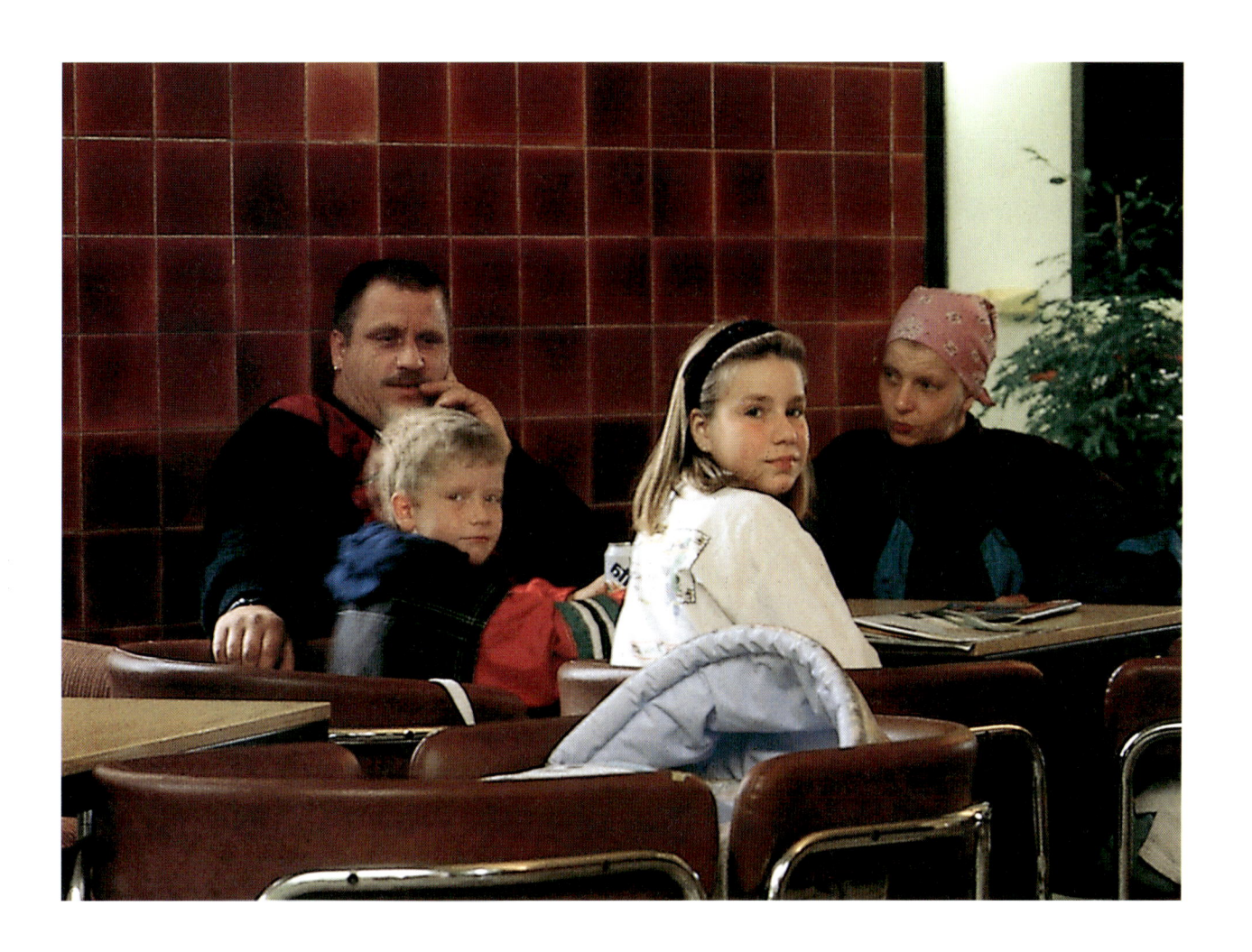

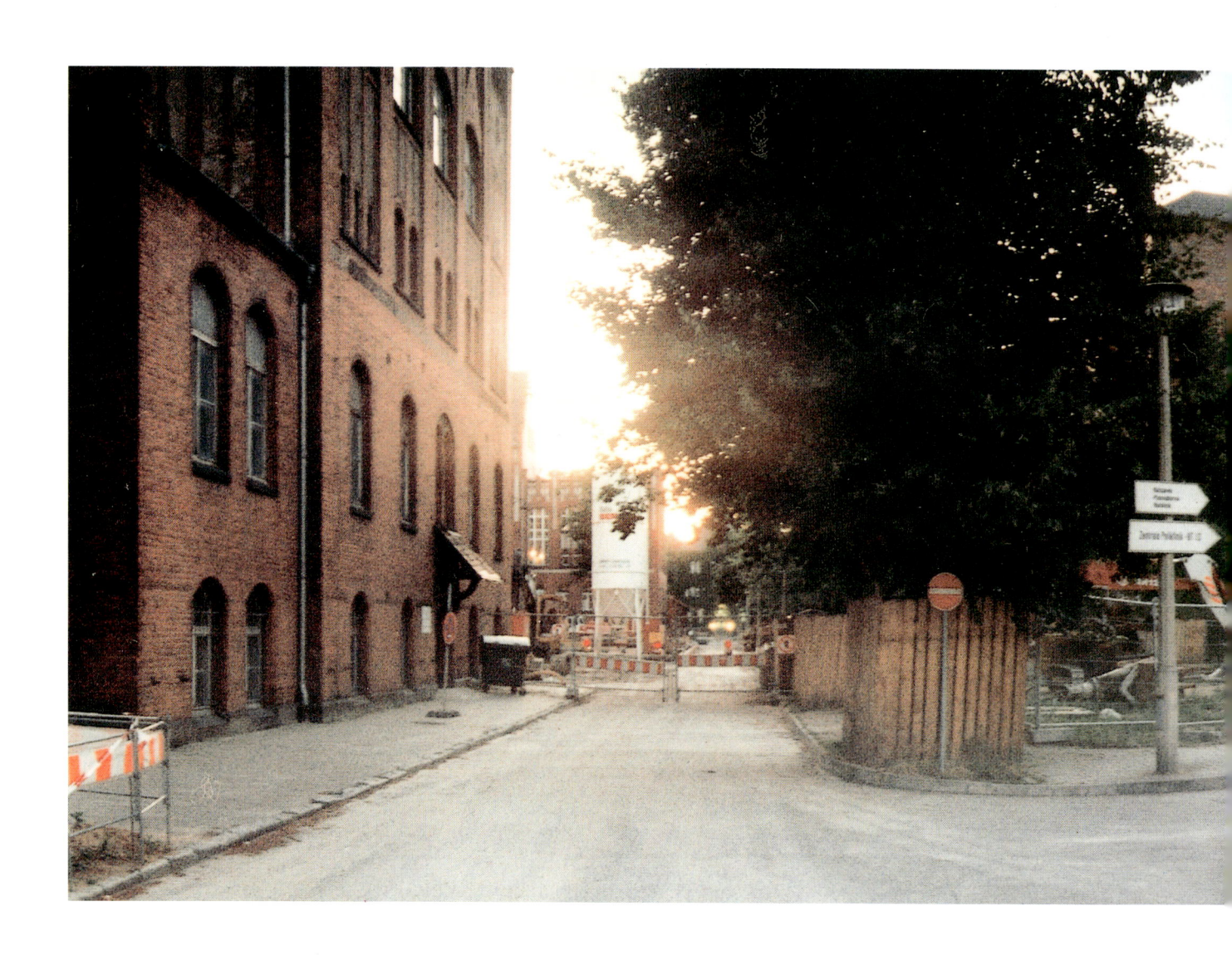

54 | ZENTRALE POLIKLINIK – Sauerbruchweg / Pawlowweg

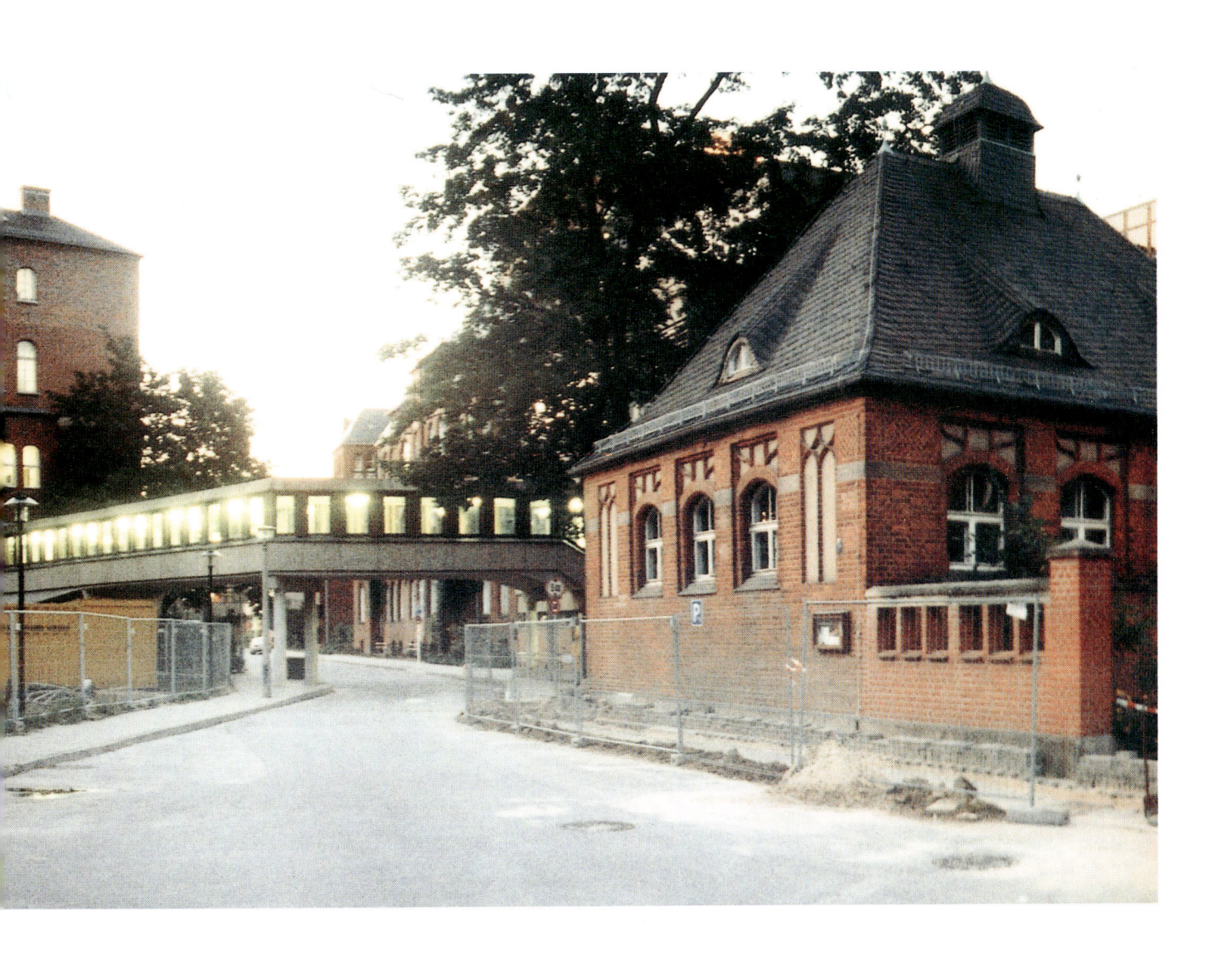

KLINIK FÜR INNERE MEDIZIN

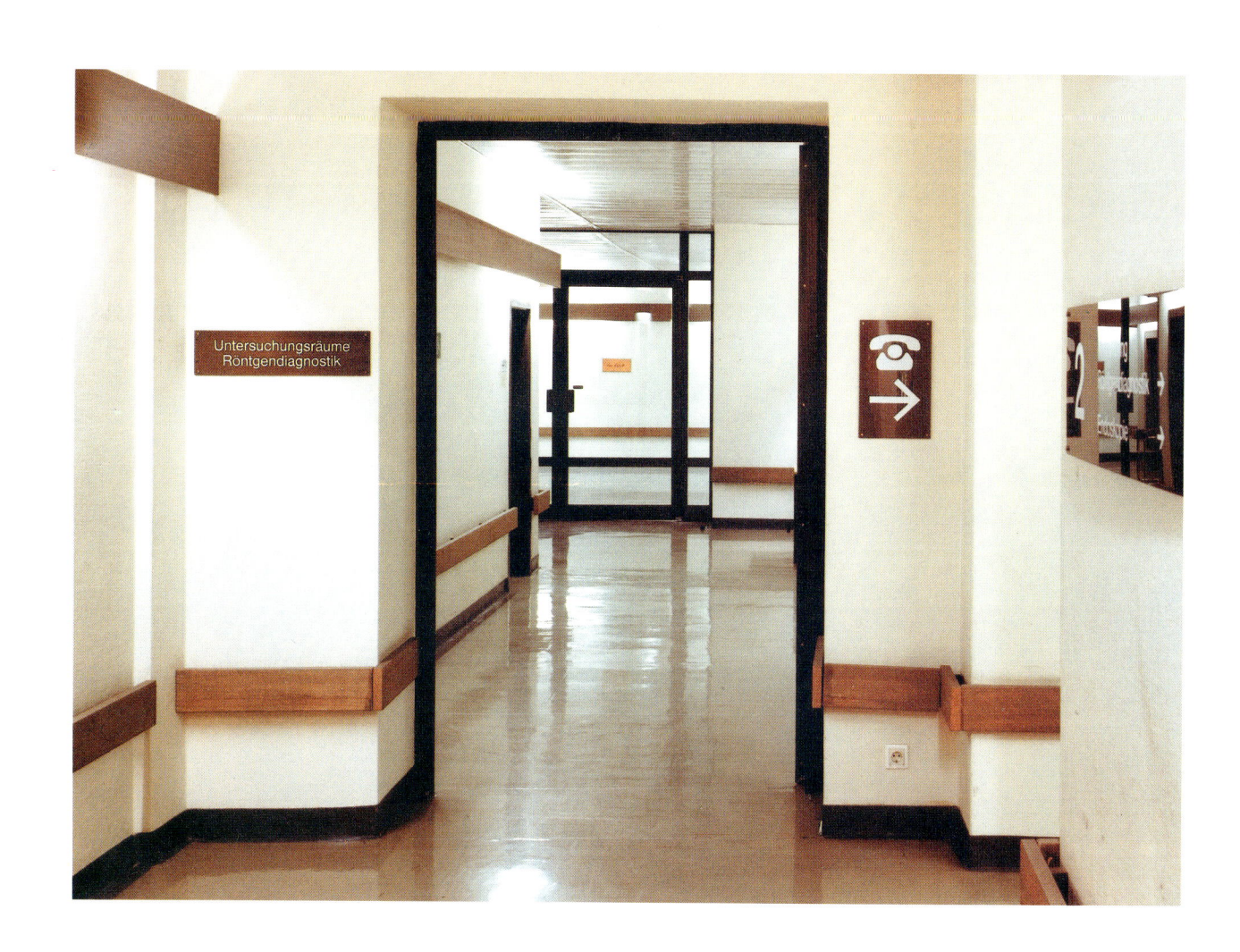

KLINIK FÜR INNERE MEDIZIN | 57

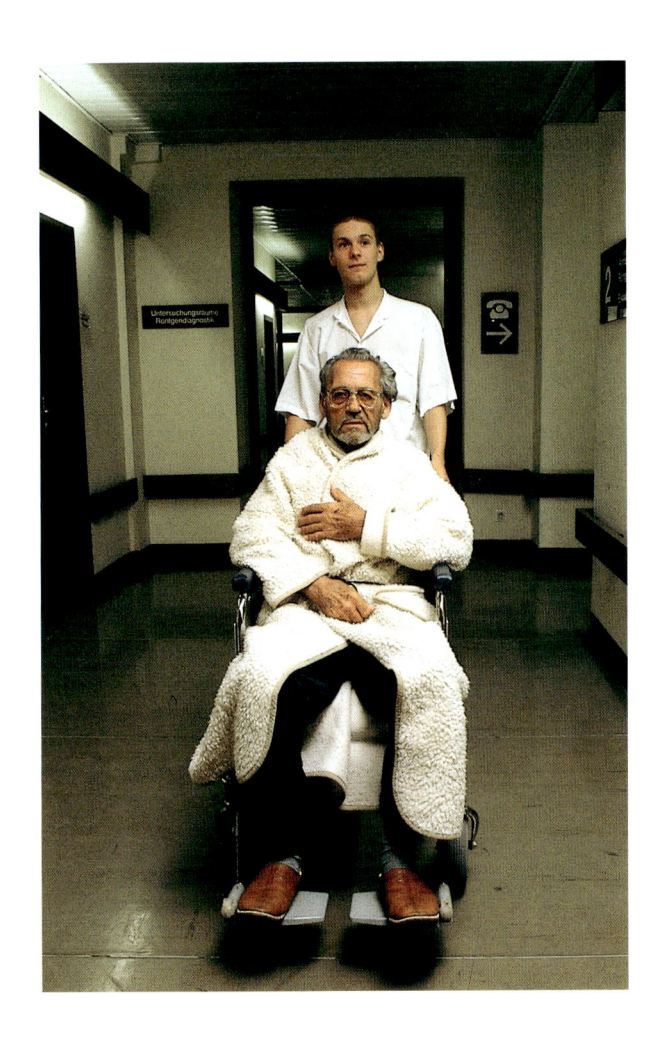

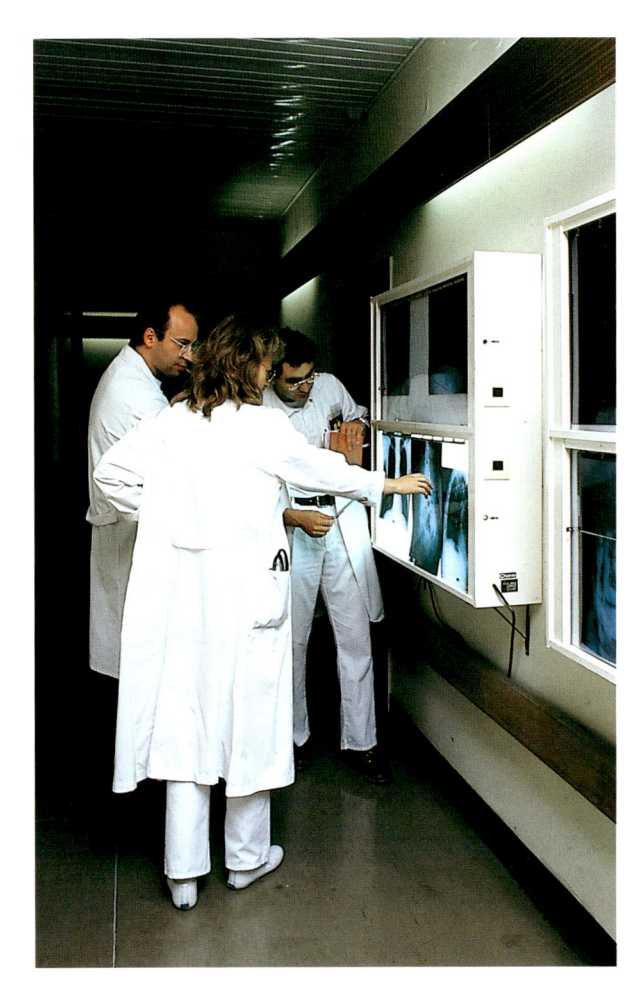

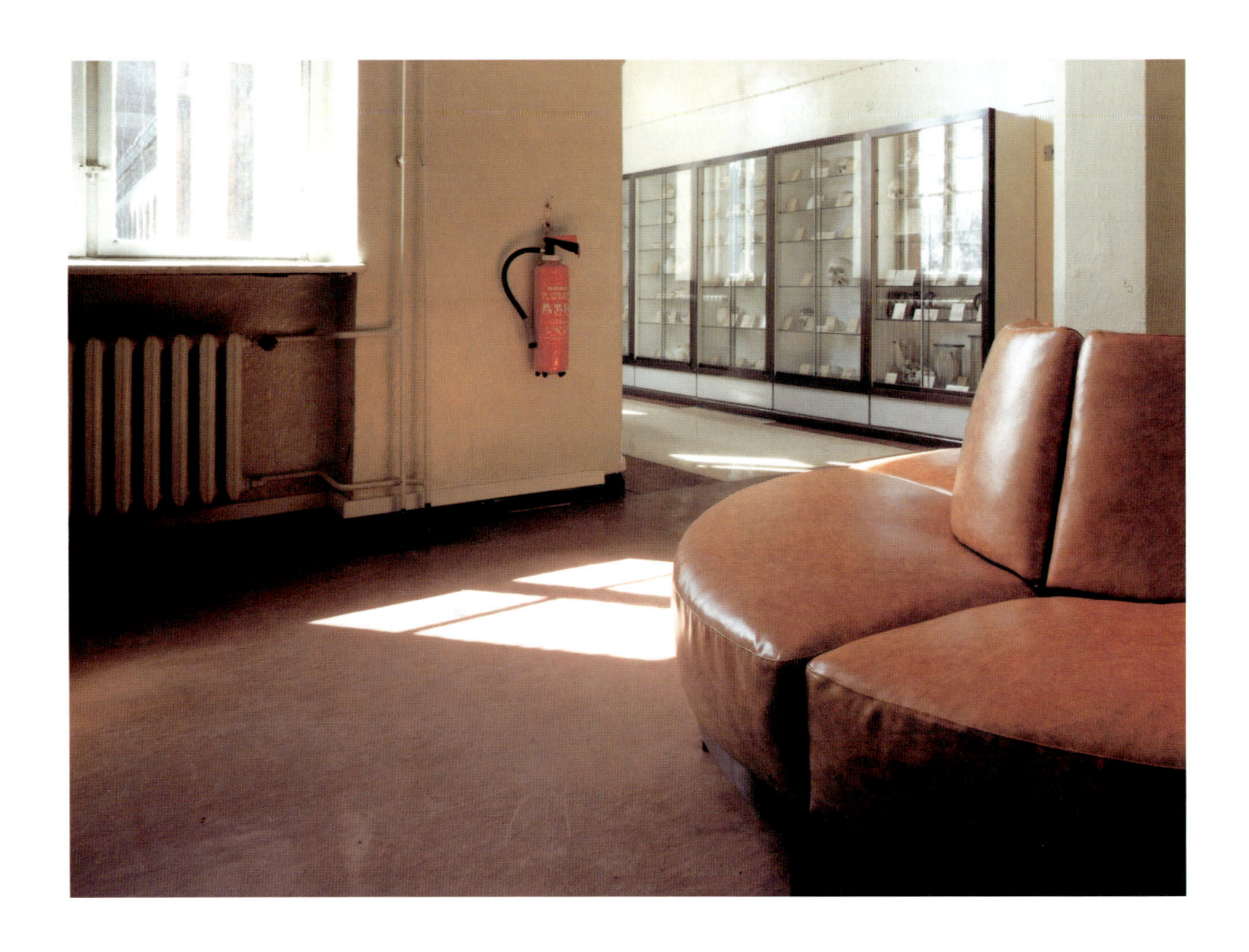

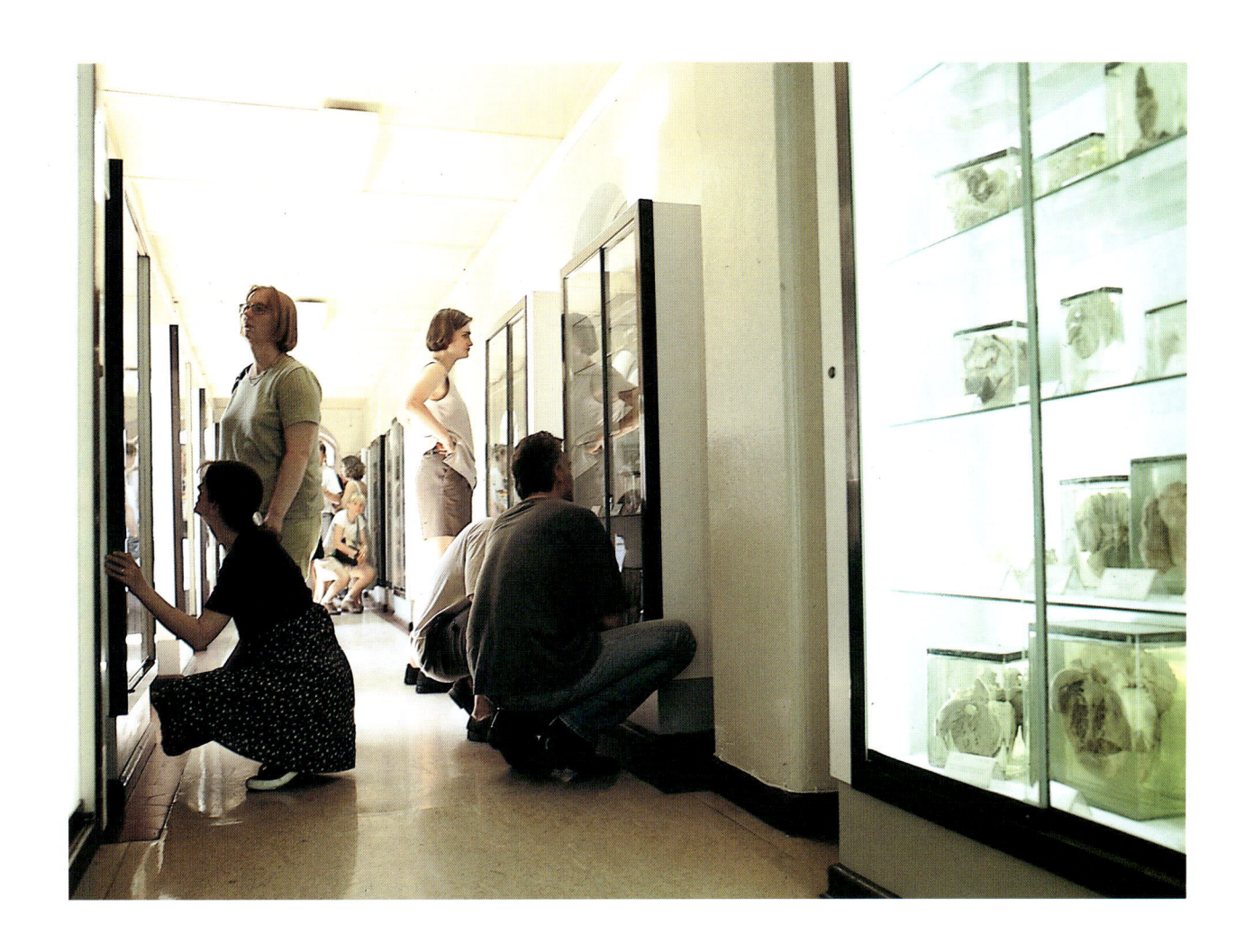

PATHOLOGIE – 1886 umfaßte die pathologisch-anatomische Sammlung etwa 17.000 Präparate. Ein Großteil wurde im Zweiten Weltkrieg zerstört, es konnten nur etwa 2.500 Präparate gerettet werden

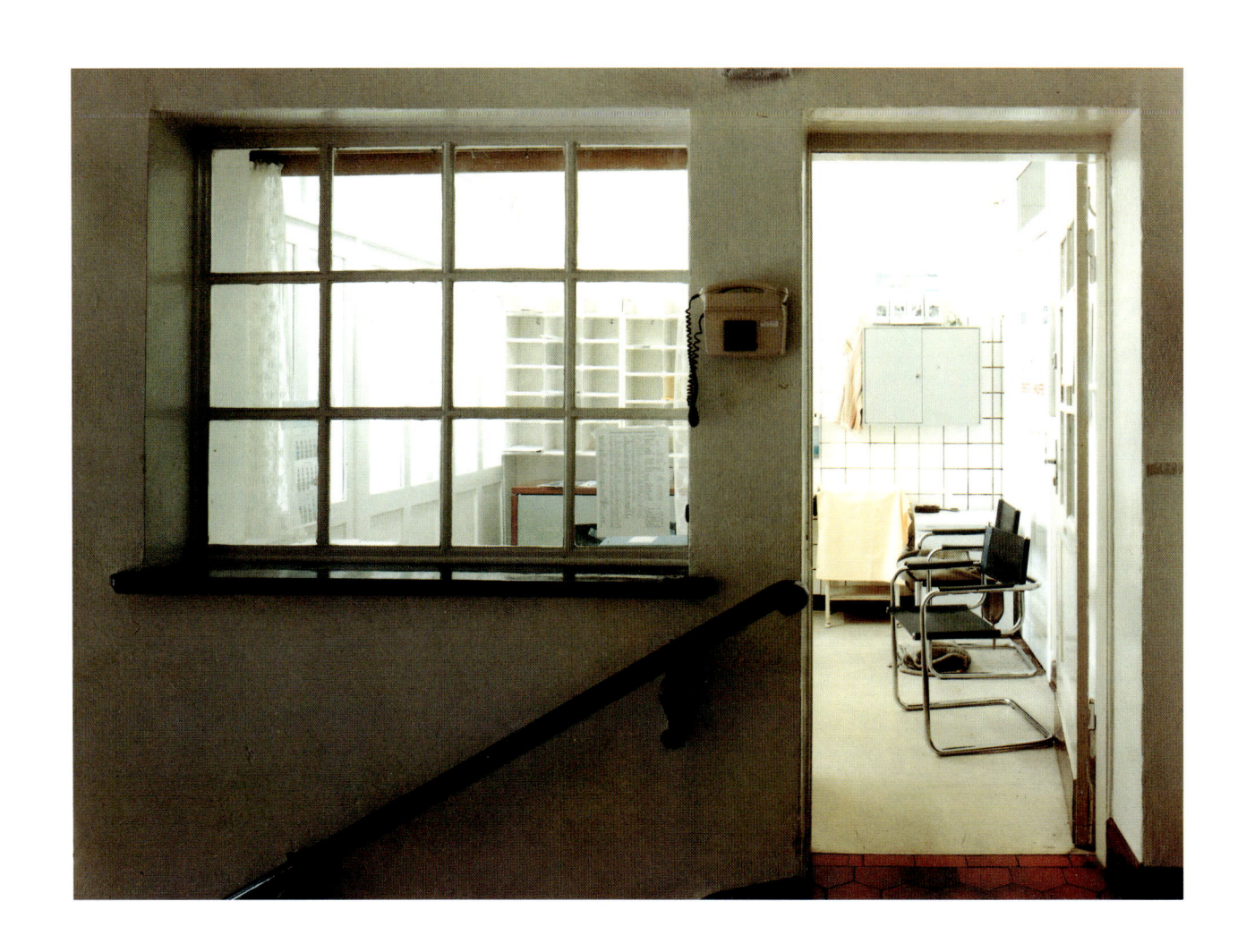

PATHOLOGIE – Pförtnerloge

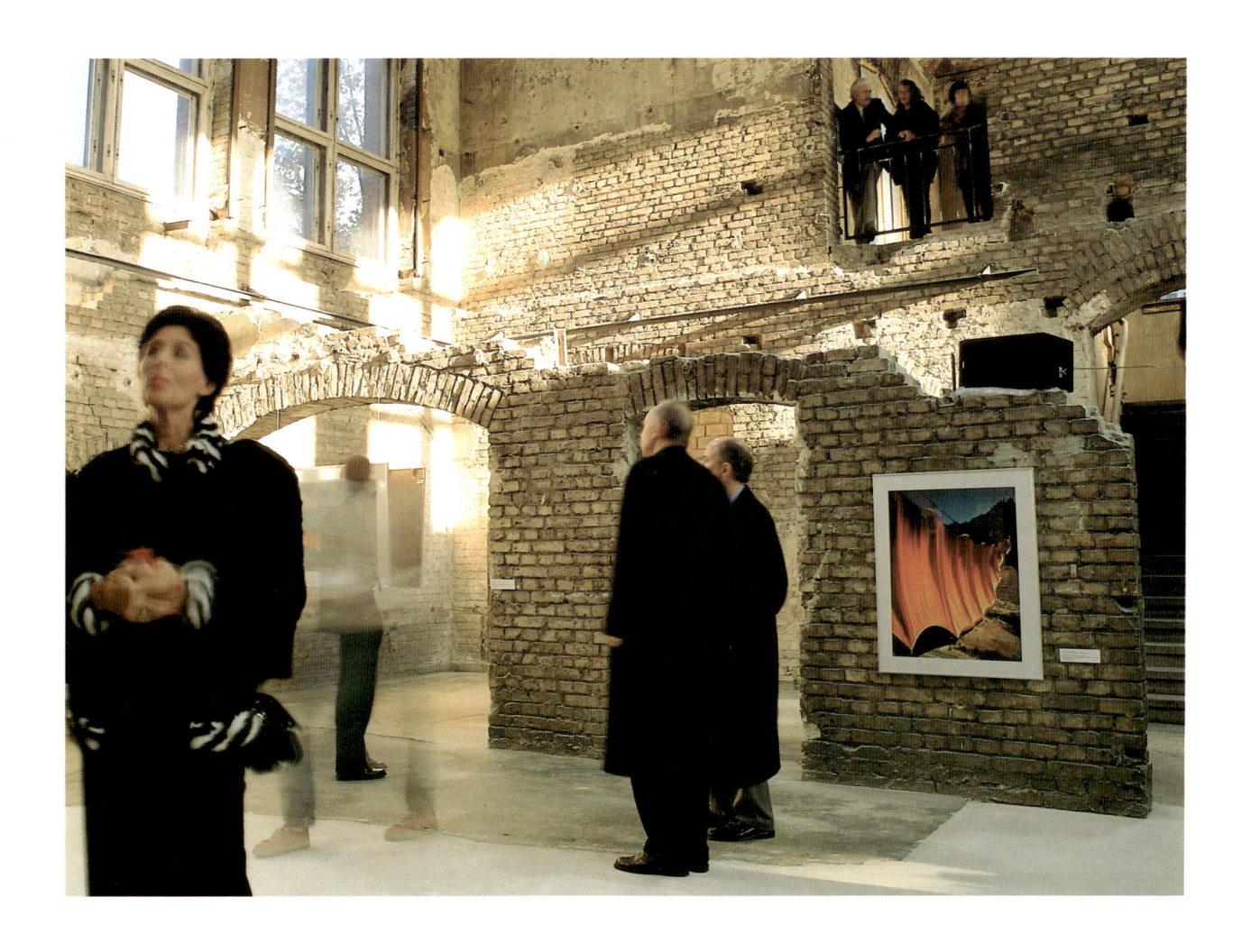

PATHOLOGIE – Im Oktober 1994 wurde die jahrzehntelang als Lagerraum genutzte Ruine des Rudolf Virchow-Hörsaals der Öffentlichkeit zum ersten Mal zugänglich gemacht. Die Ausstellung »Christo & Jeanne-Claude – Verhüllter Reichstag und eine Werkschau« war der Auftakt. Heute wird der Raum für Veranstaltungen aller Art genutzt

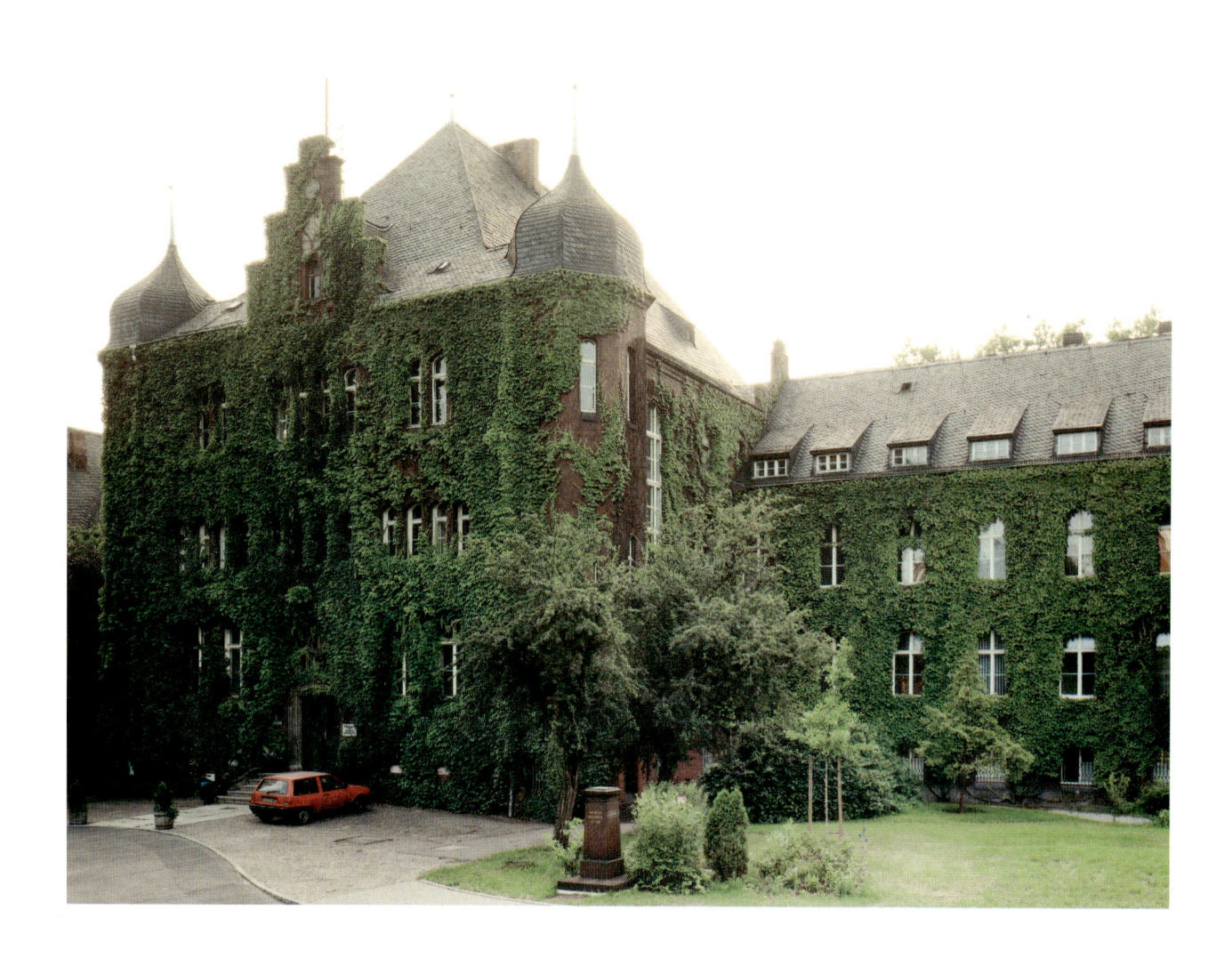

NERVENKLINIK – Die Fassadenberankung mit wildem Wein wurde in den dreißiger Jahren begonnen

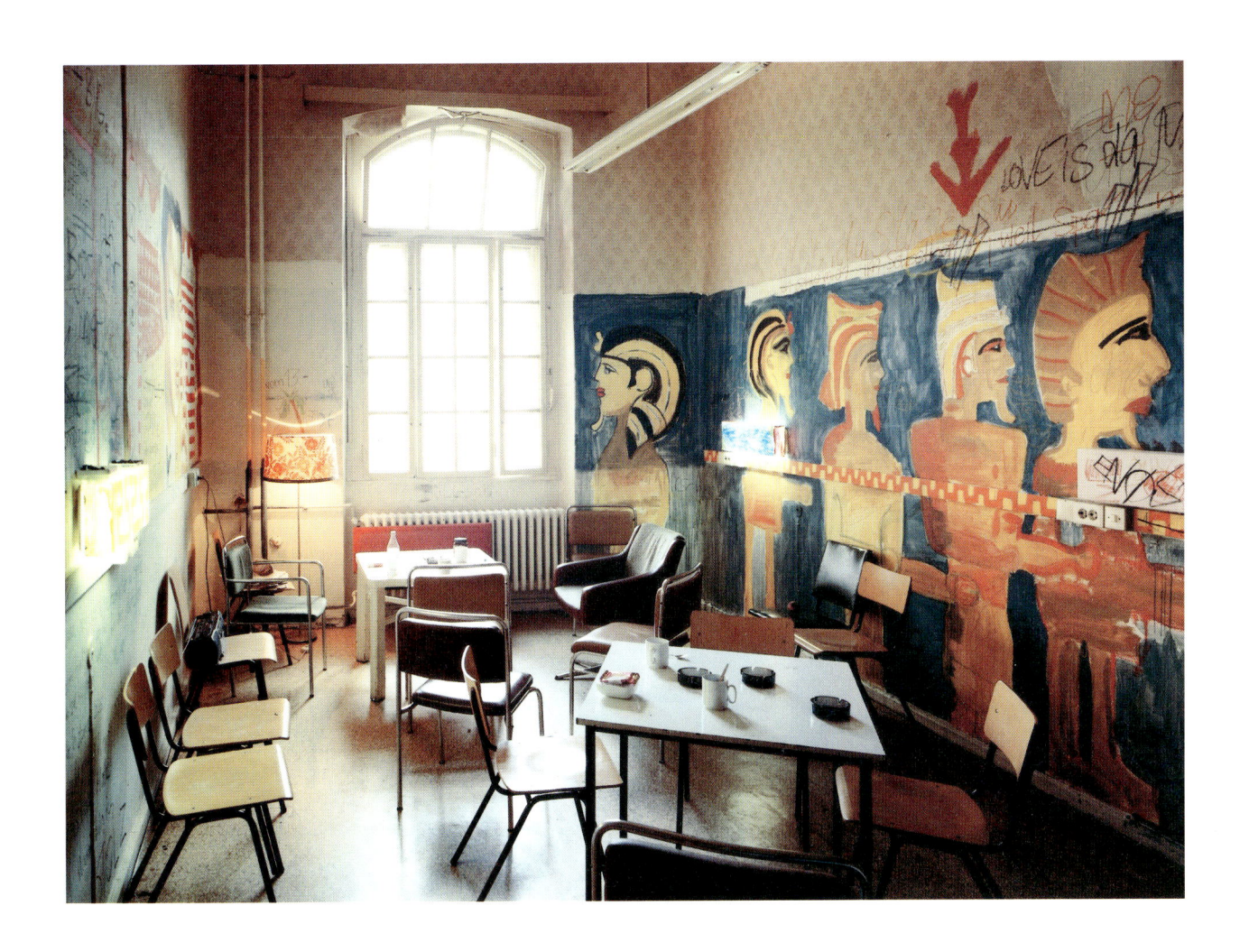

NERVENKLINIK – Aufenthaltsraum für Patienten in der Kinder- und Jugendpsychiatrie | 63

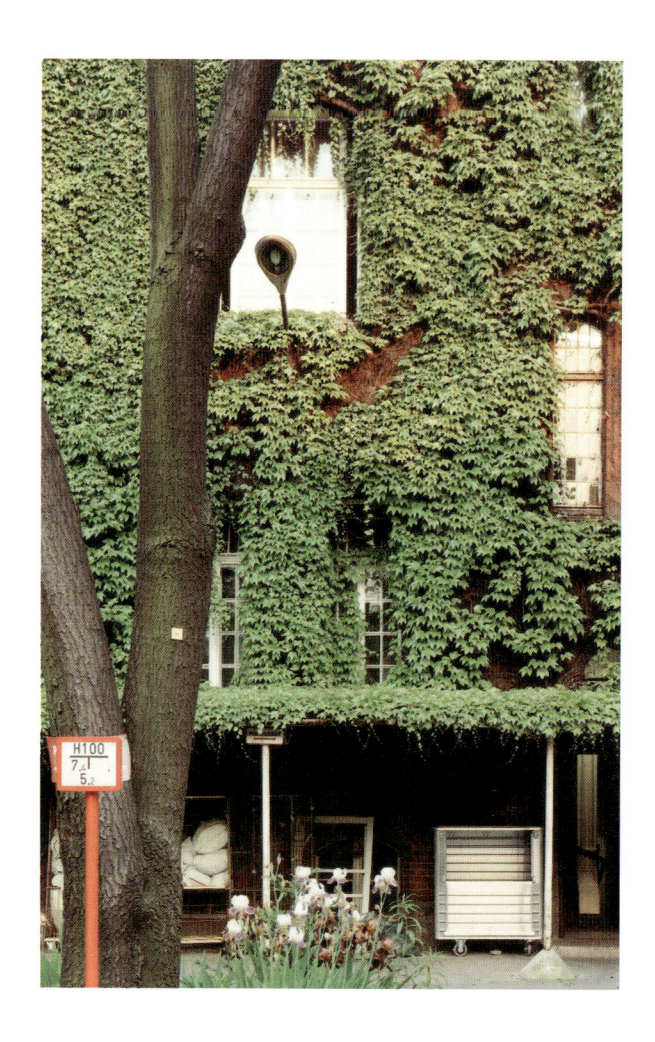

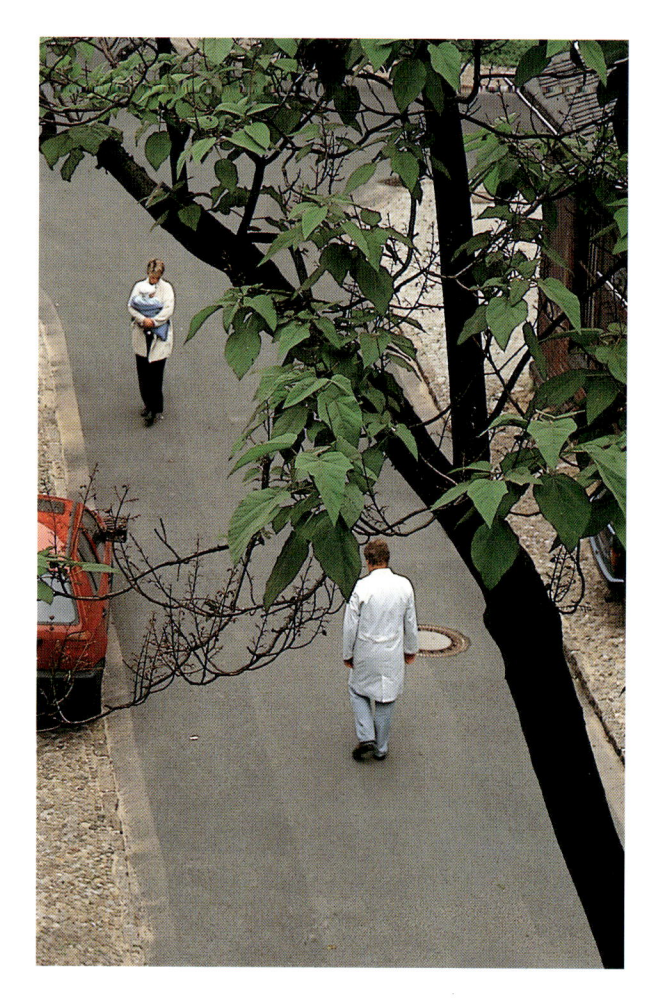

NERVENKLINIK — »*Nur ein Barbar kann dazu schweigen, was dort bis an das selige Ende der sogenannten Heilbaren geschieht. Sie werden gedrillt in der englischen Schwungmaschine, man begießt sie mit kaltem Wasser (100 Eymer pro Dosis), man gibt ihnen Brechmittel und Abführ-Pulver, man reibt ihnen Autenrieths Märtyrersalbe von Tartarnus emeticus auf den Kopf ein, und macht ihnen einen Sterbesack.*«
Aus der Anzeige des Geheimrats Dr. Kohlrausch, Charité-Chirurg, 1812 gegen den zweiten dirigierenden Arzt und Leiter der Irren-Abteilung, Hofrat Dr. Horn

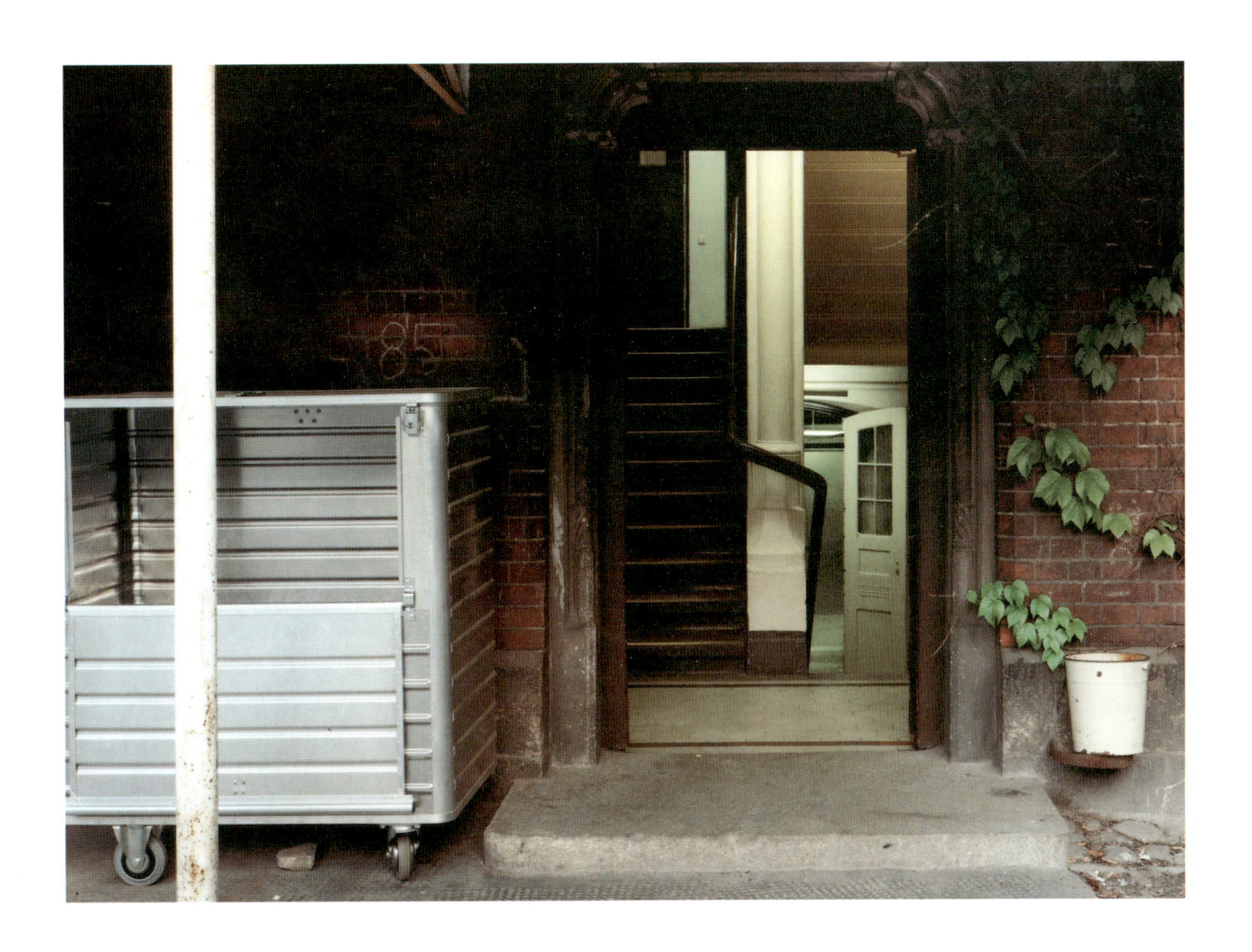

NERVENKLINIK

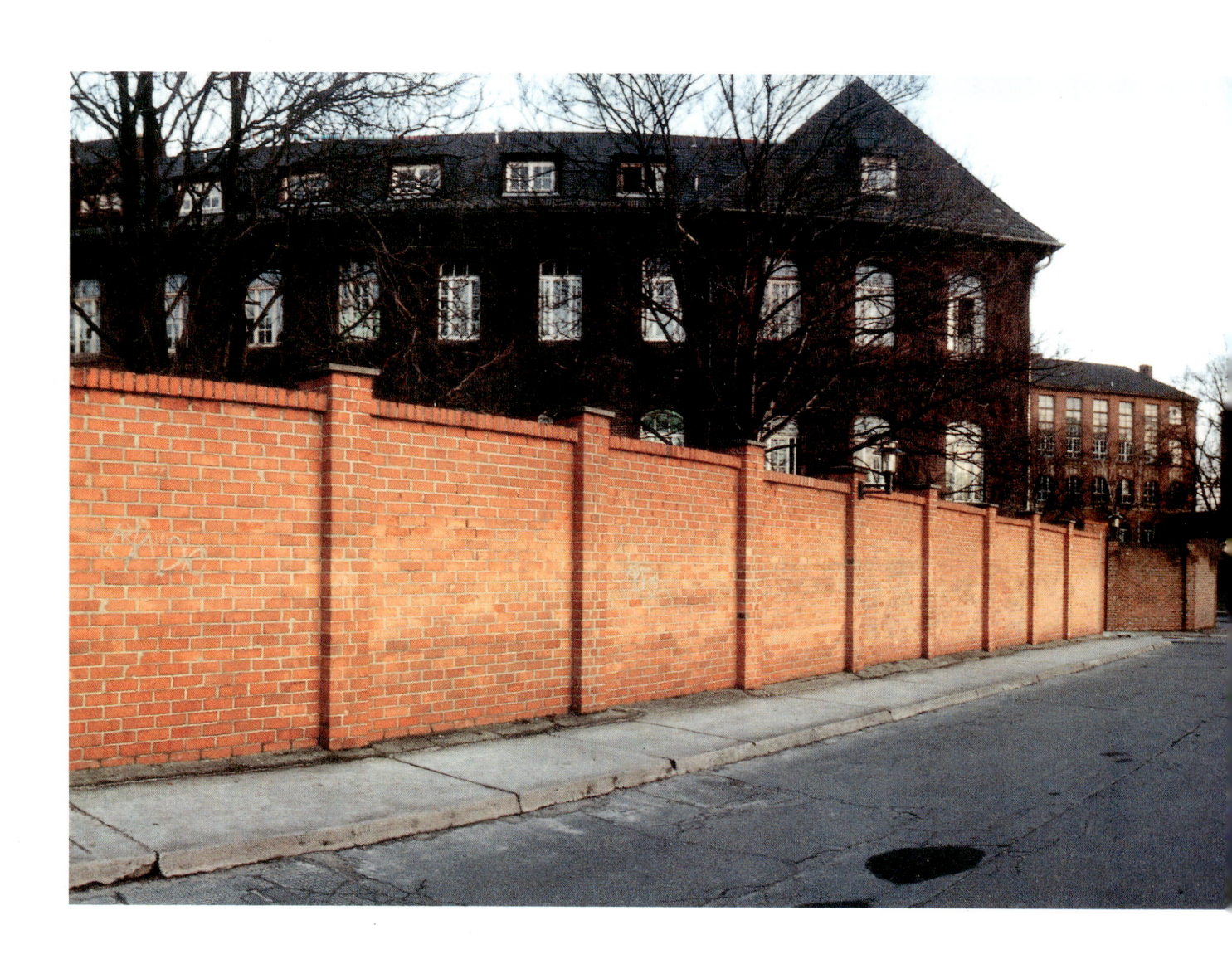

NERVENKLINIK – PATHOLOGIE – Das Pathologische Museum soll zu seinem 100-jährigen Jubiläum im Jahre 1999 als »Berliner Medizinhistorisches Museum« eröffnet werden

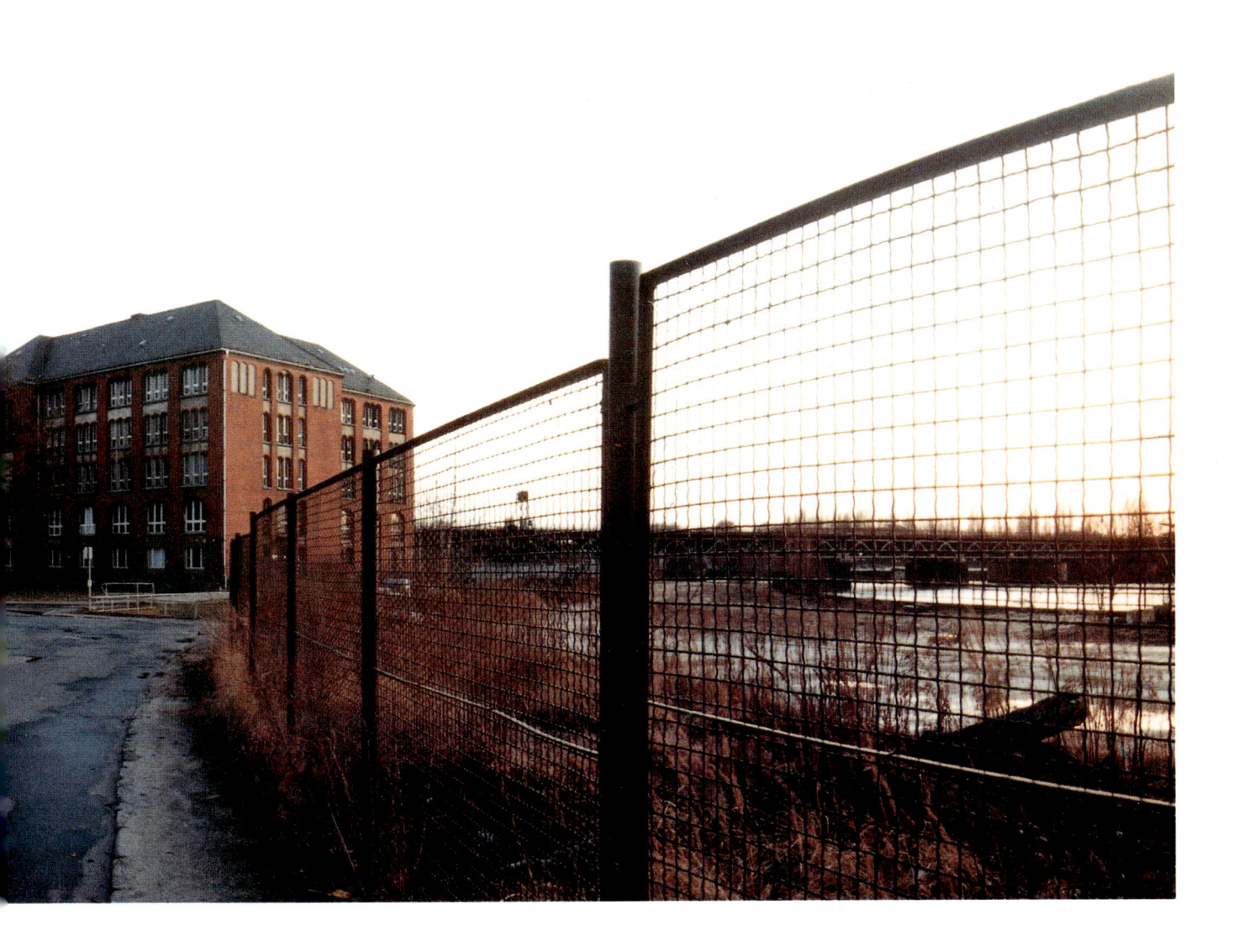

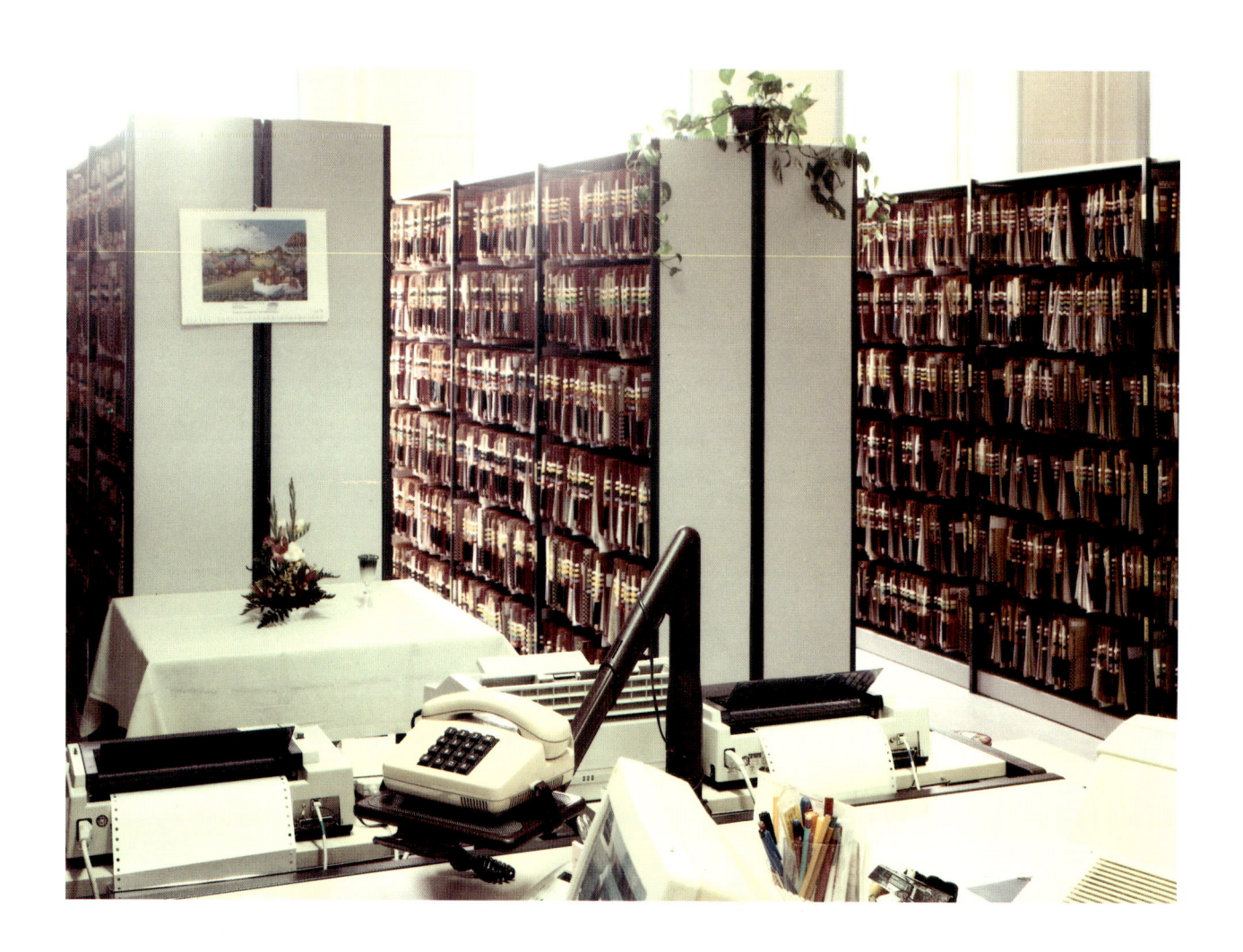

ONKOLOGIE – Patientenanmeldung und Archiv der Klinik für Onkologie und Strahlentherapie

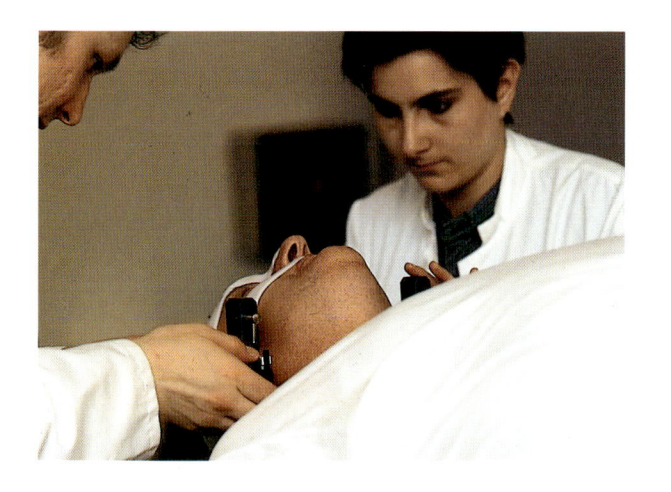

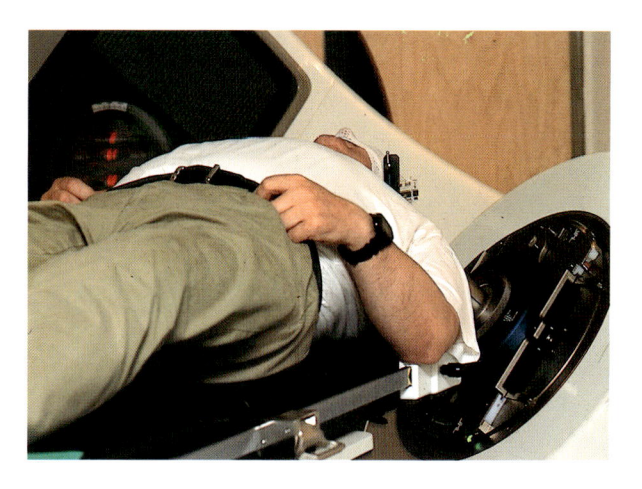

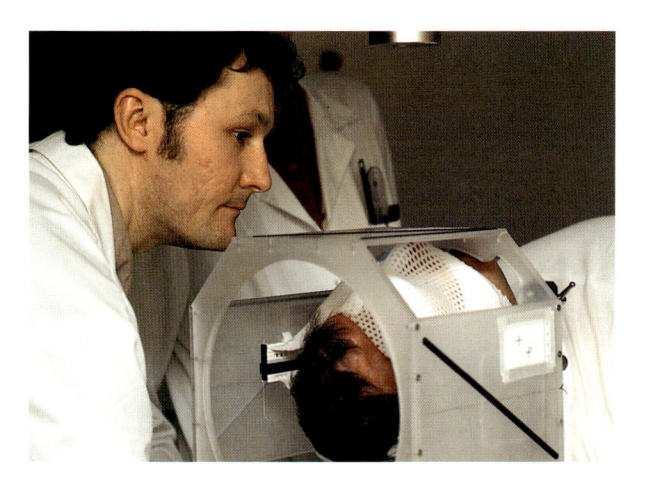

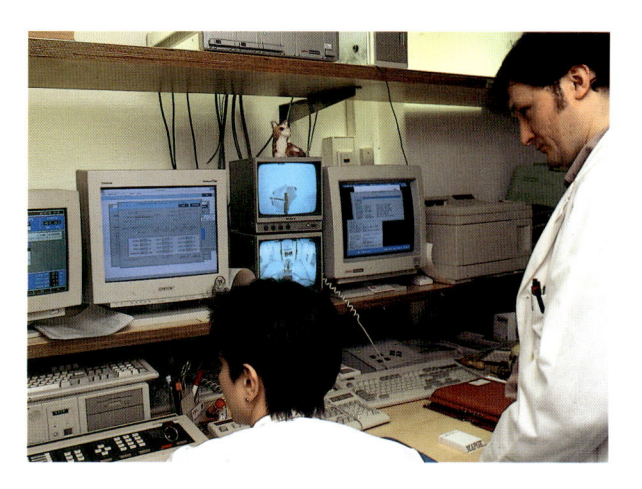

STRAHLENTHERAPIE – Strahlentherapeutische Behandlung (Stereotaxie)

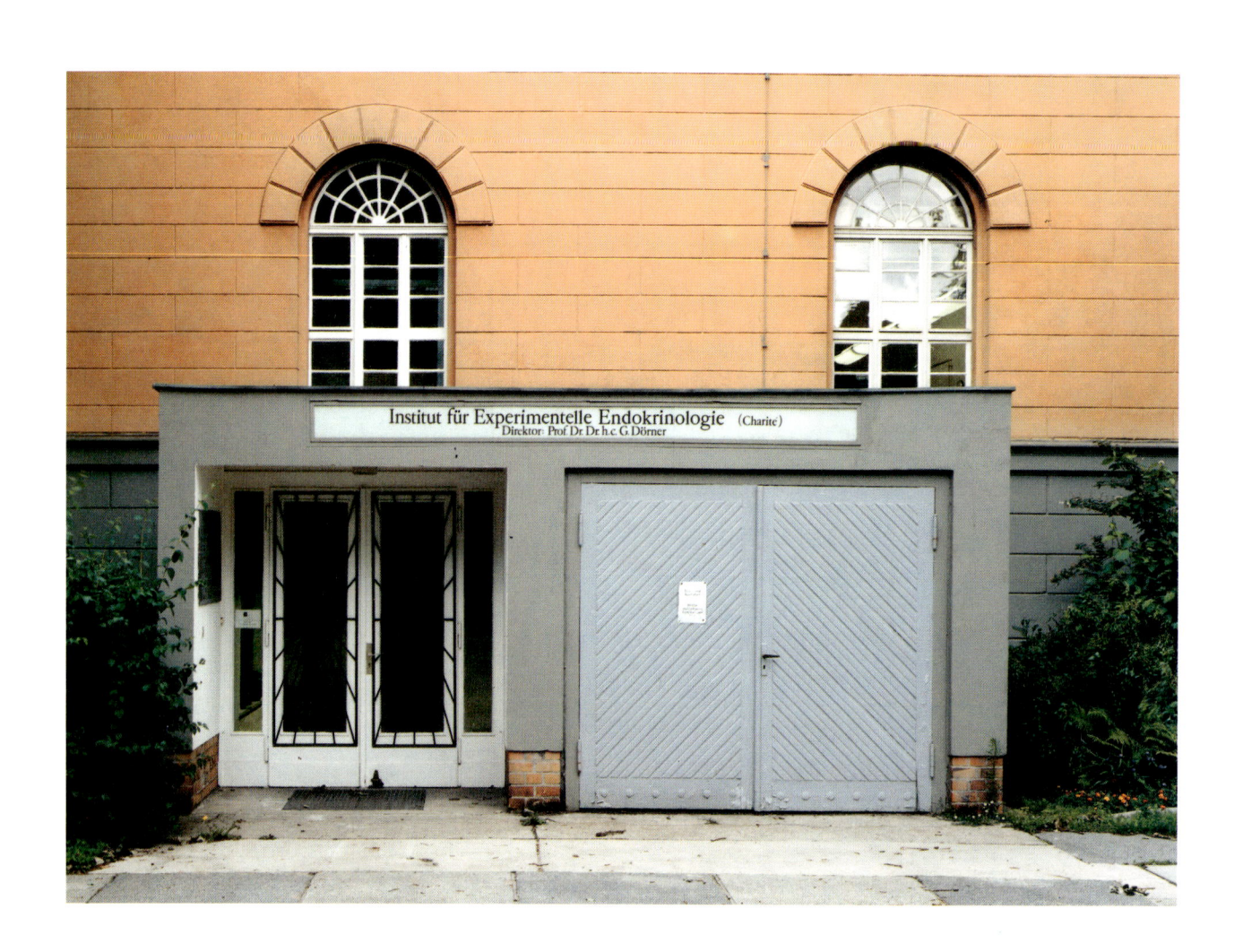

EXPERIMENTELLE ENDOKRINOLOGIE – Das heute älteste Charité-Gebäude wurde 1836–1837 als Pockenhaus erbaut und steht unter Denkmalschutz

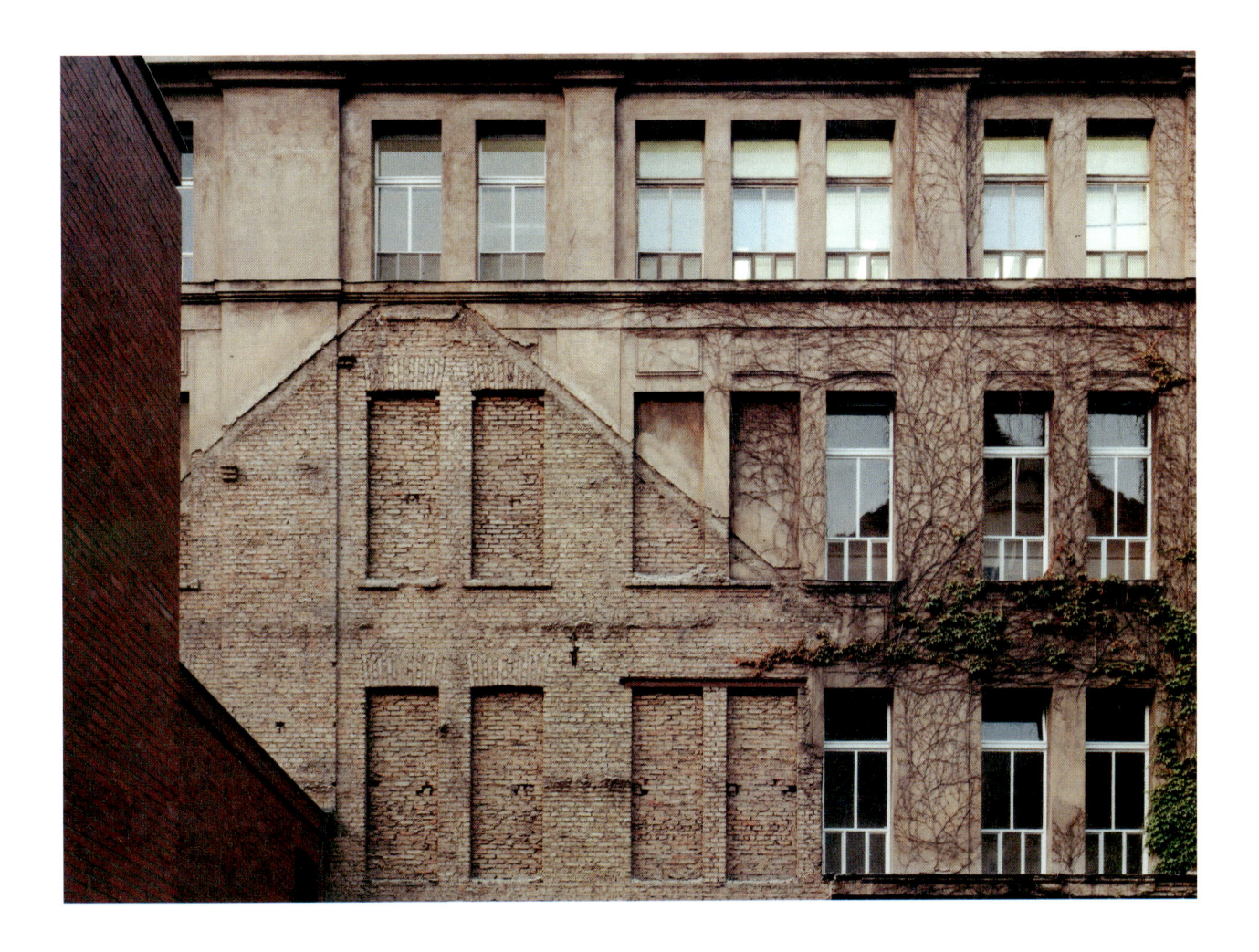

ZAHNKLINIK – 1912 wurde in der Invalidenstraße das Königliche Zahnärztliche Institut eingeweiht, zur damaligen Zeit die modernste Zahnklinik Europas

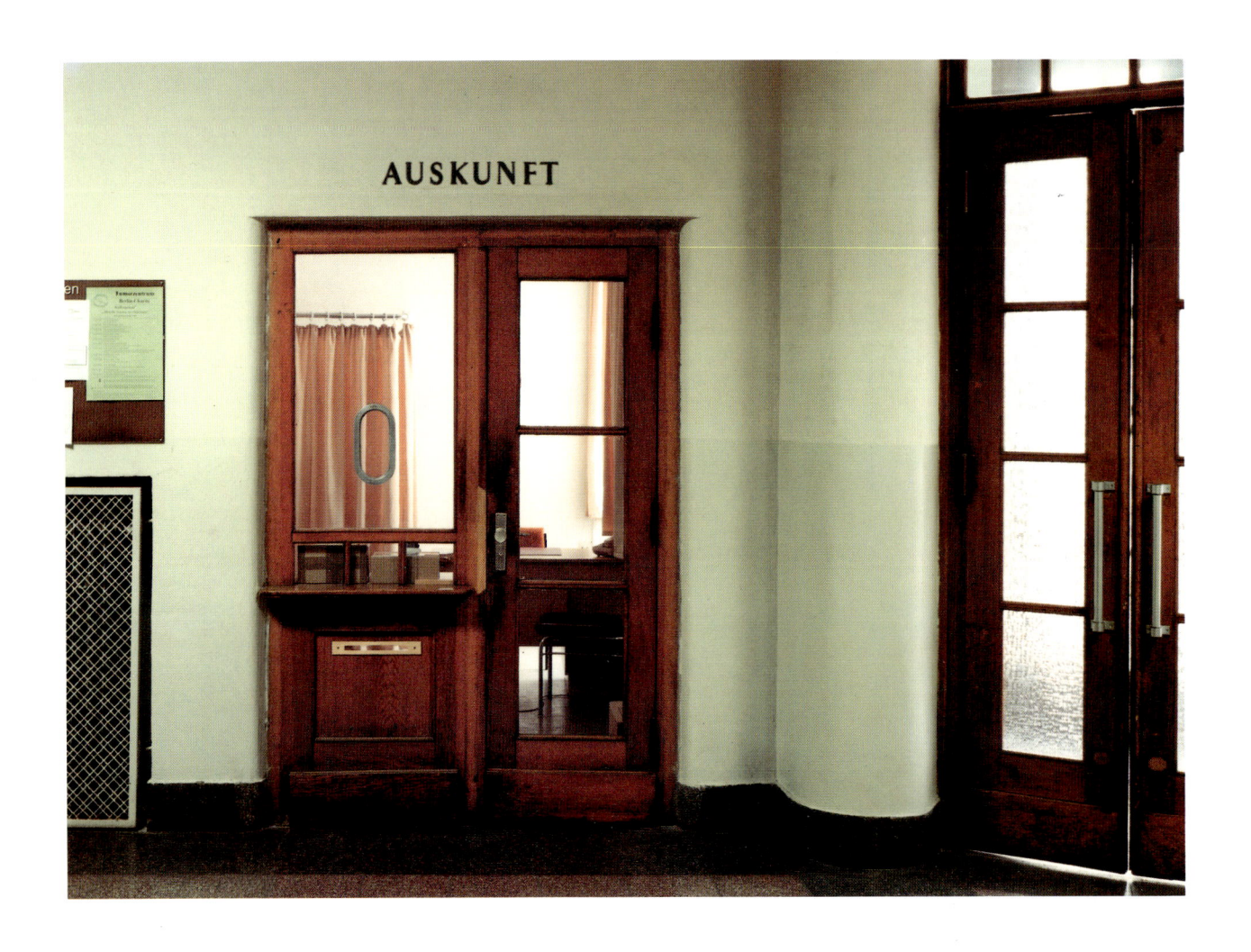

HAUTKLINIK — »*Um das vielfach mit dem Aufenthalt in einer Hautklinik verbundene Ekelgefühl zu verringern, wurde (...) eine speziell für dermatologische Zwecke sich eignende bunt gemusterte Bettwäsche in der Art der sogenannten Bauernwäsche entwickelt. Sie enthält alle Farben bzw. Farbnuancen, die in den in unseren Kliniken verwendeten Lösungen, Tinkturen und Pasten usw. enthalten sind, und gestattet so, die therapeutisch verursachten Flecken abzuschwächen bzw. zu vertuschen.*« Aus »Die neue Universitäts-Hautklinik der Charité«

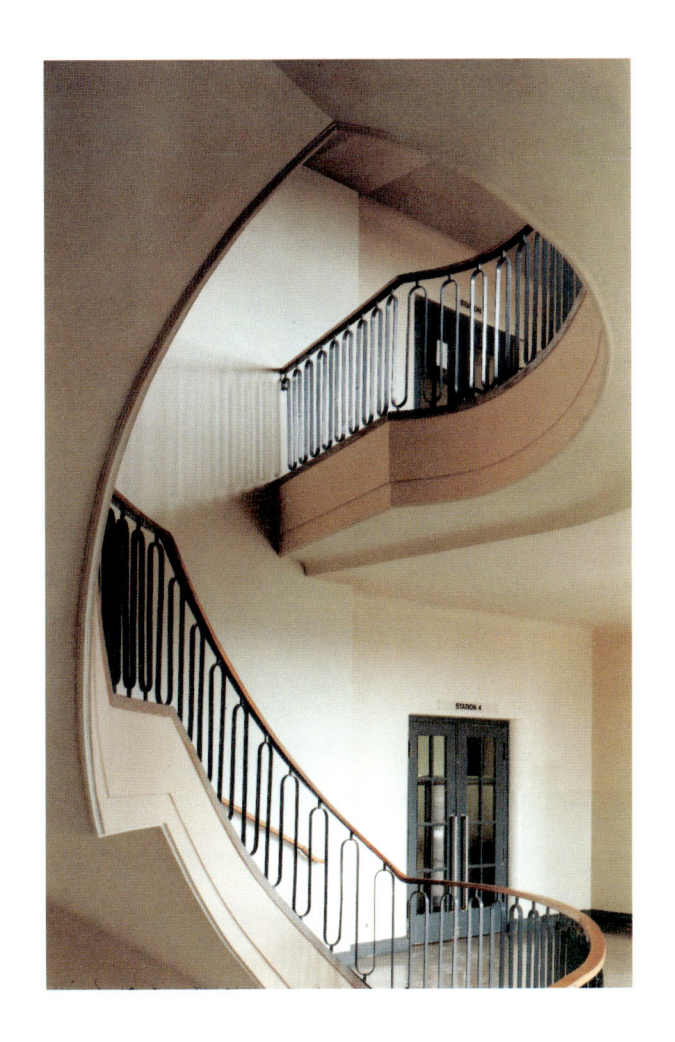

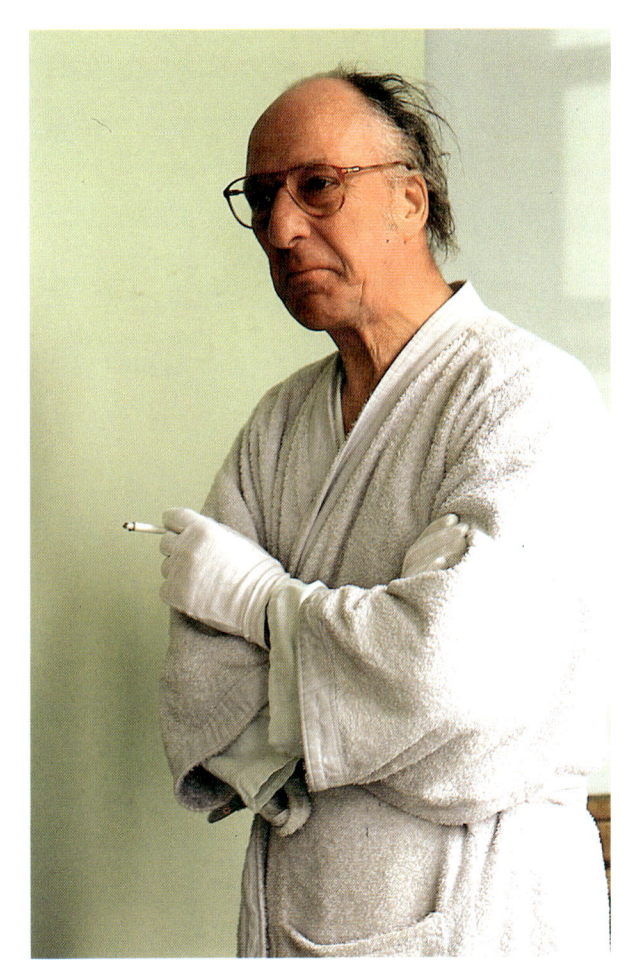

HAUTKLINIK | 73

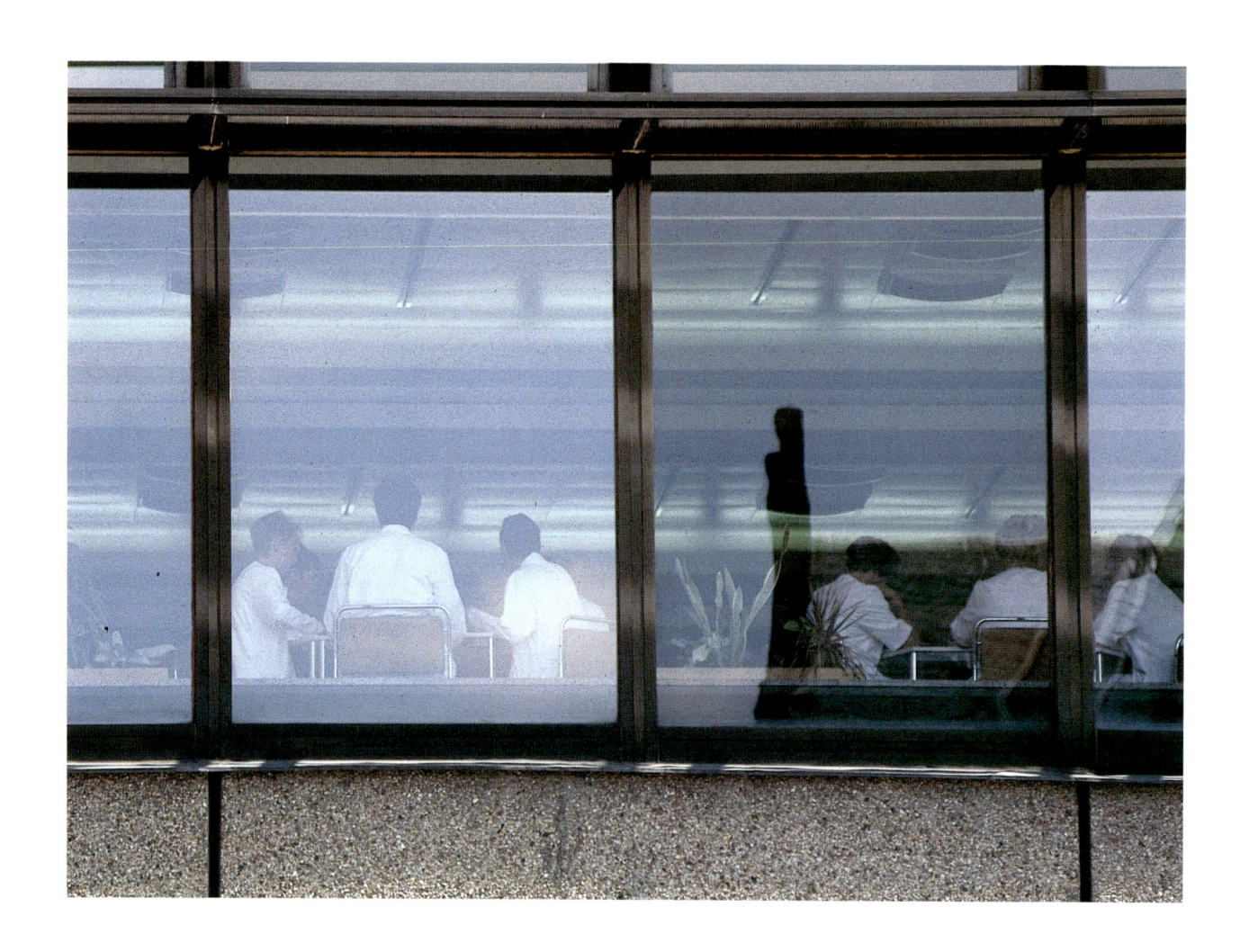

VERSORGUNGSZENTRUM – Kantine, Café und Restaurant

VERSORGUNGSZENTRUM | 75

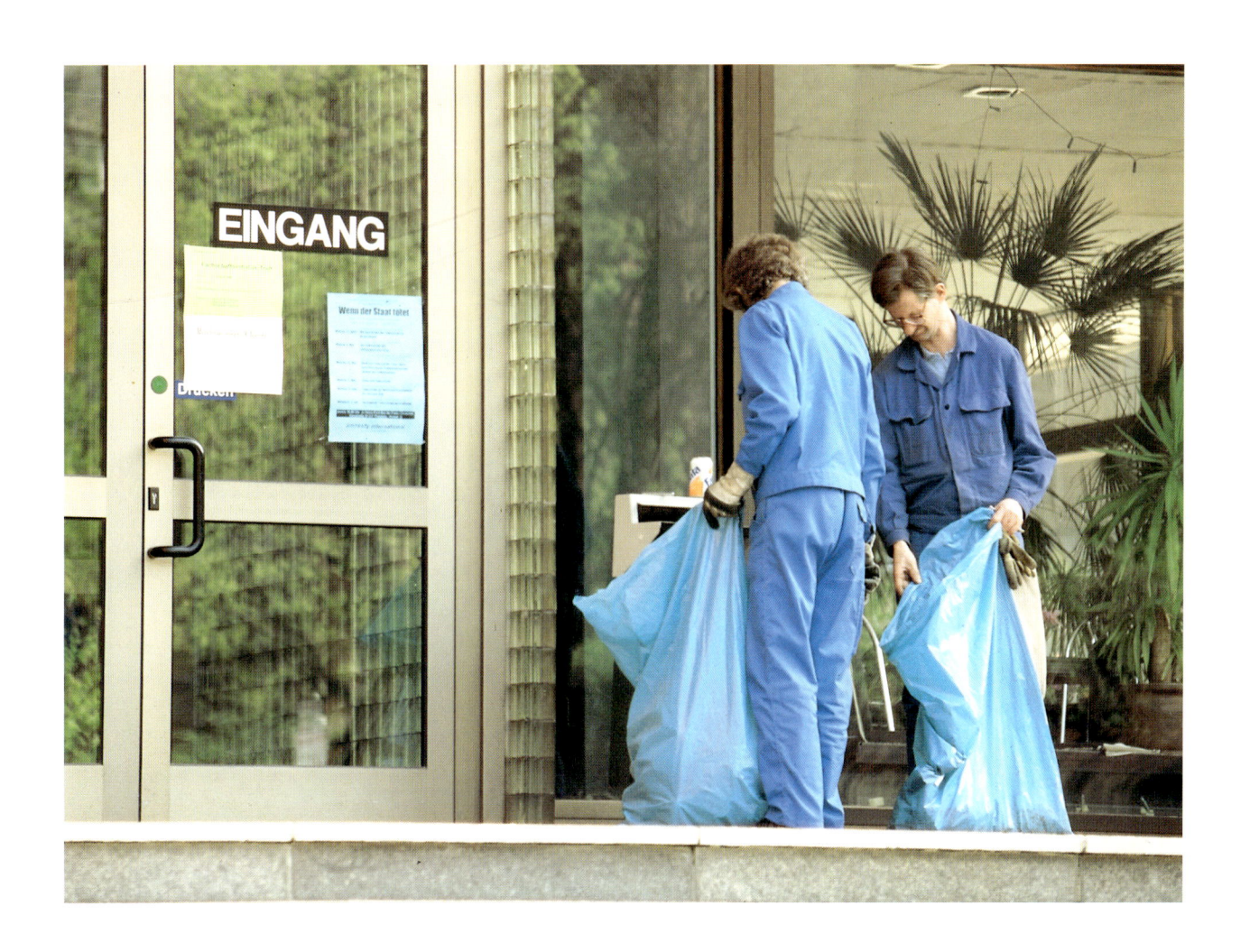

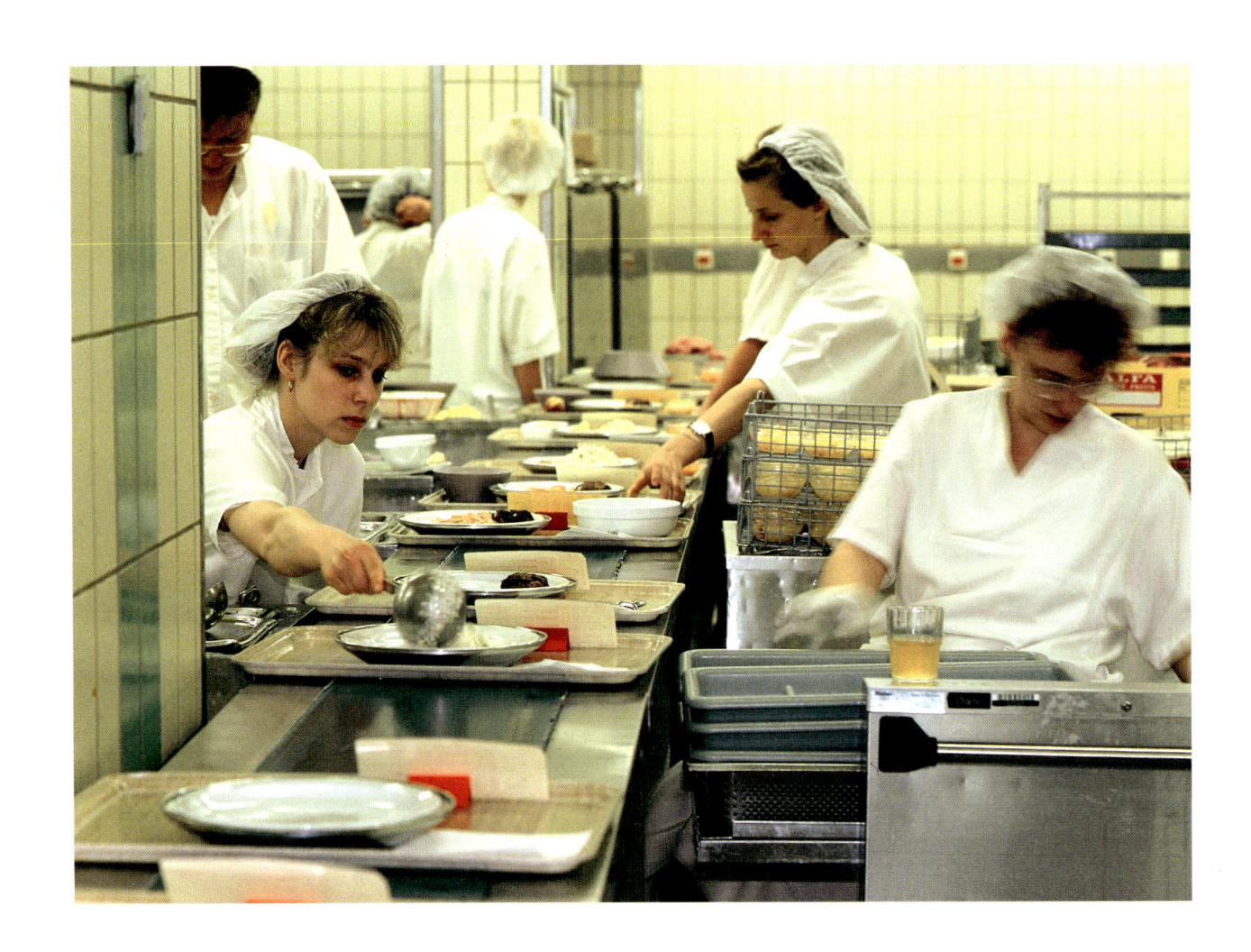

VERSORGUNGSZENTRUM – Zubereitung von Patientenessen

VERSORGUNGSZENTRUM | 77

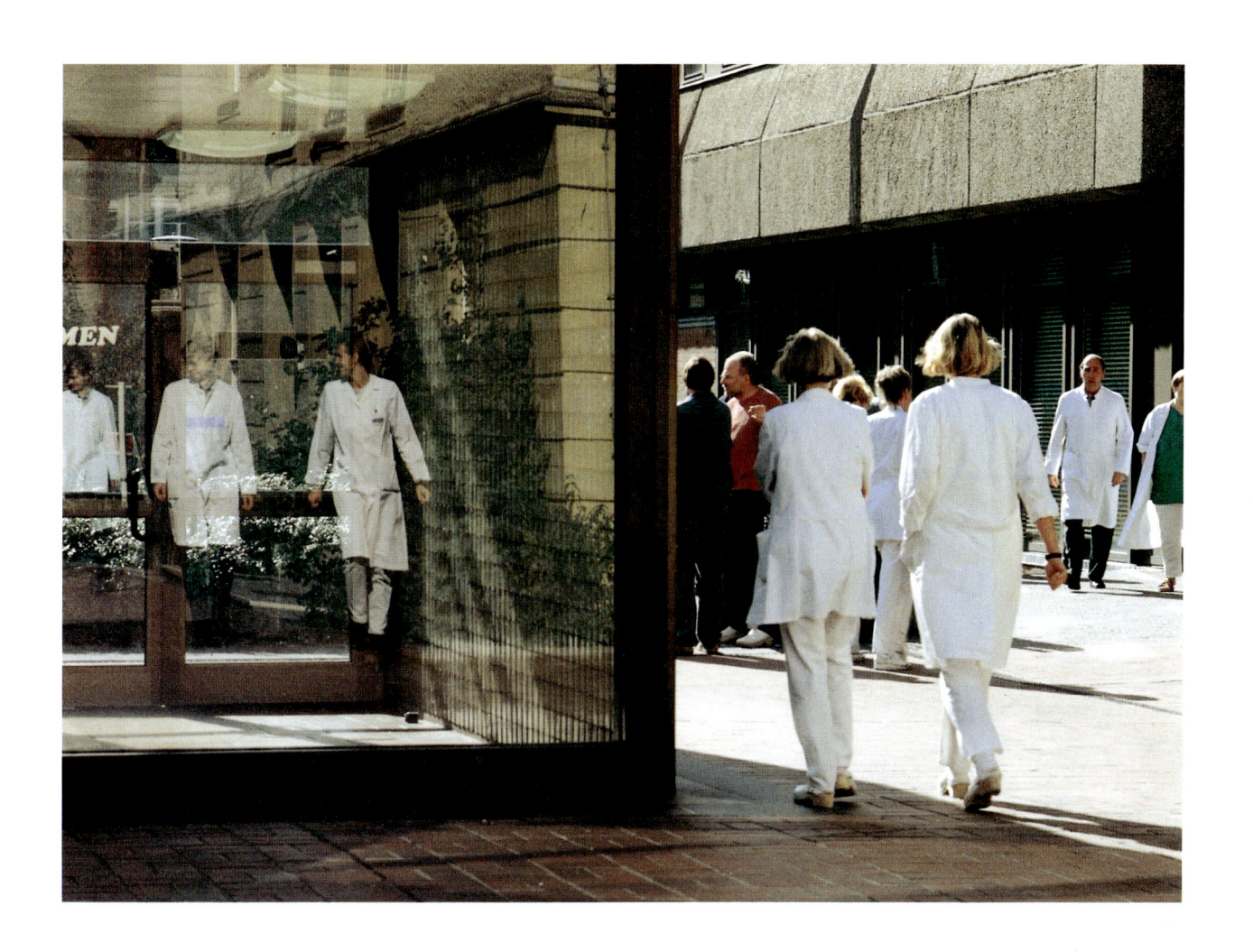

VERSORGUNGSZENTRUM – Terrasse

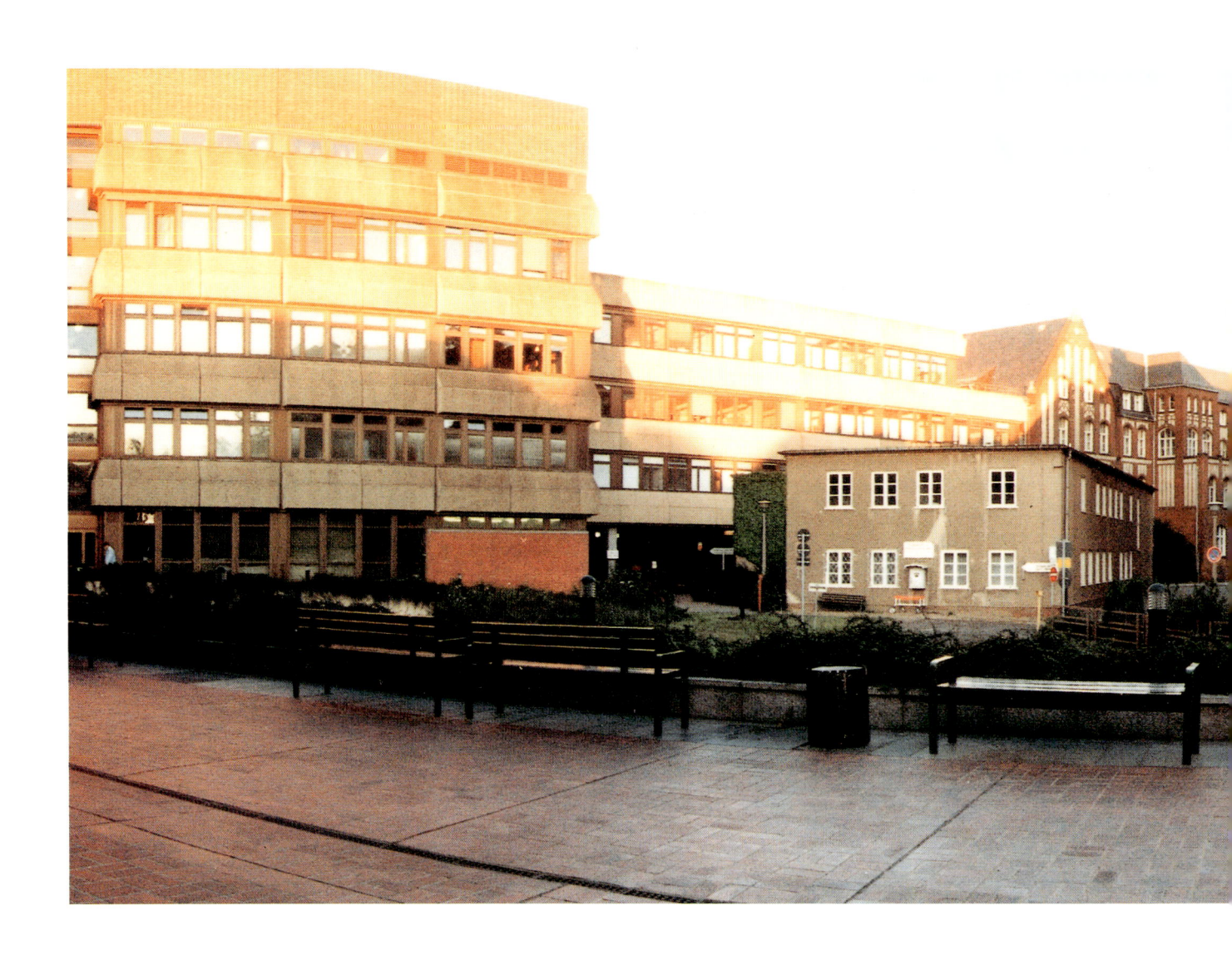

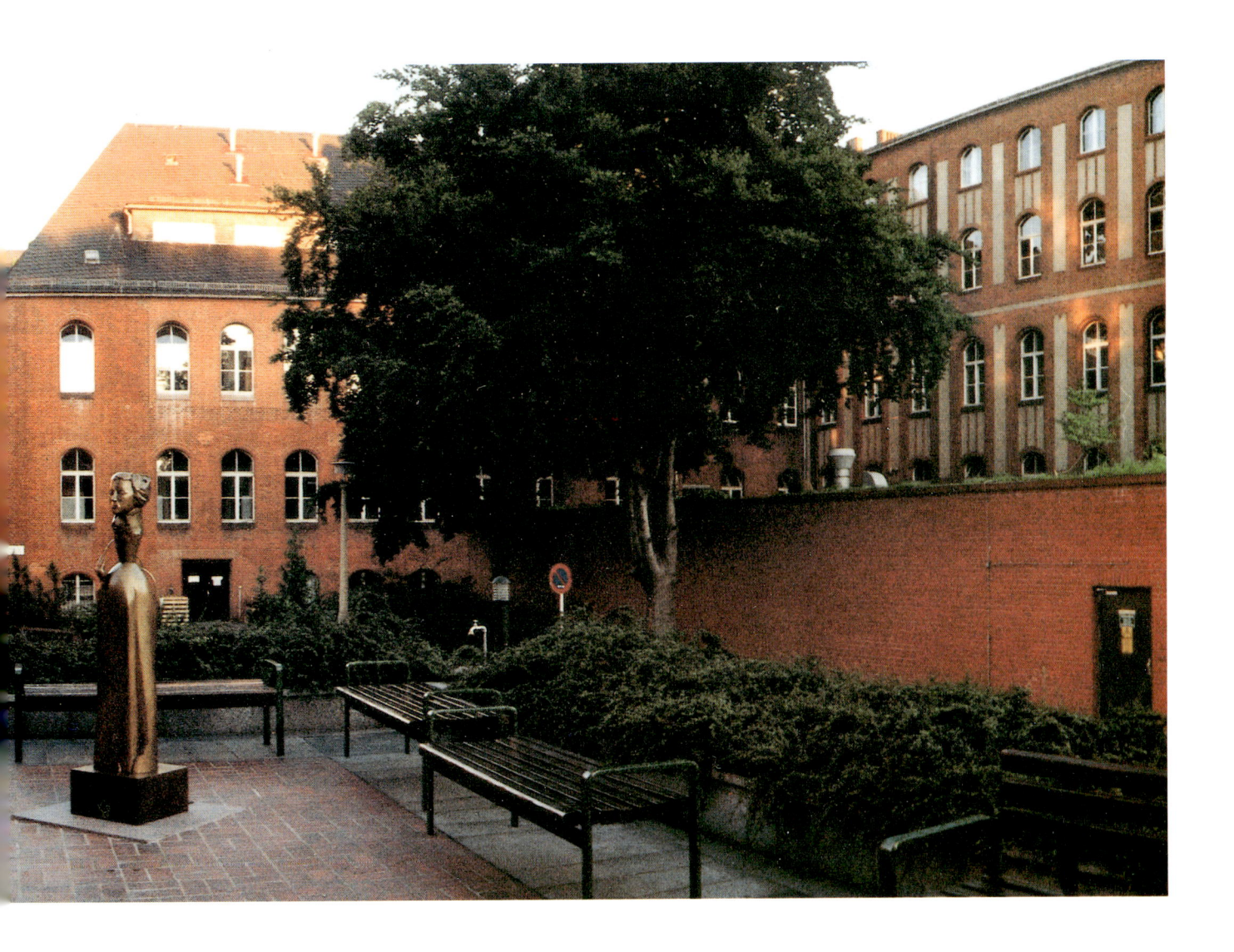

Bronzefigur der ersten Medizin-Professorin in Preußen, Rahel Hirsch, von Susanne Wehland. Die Enthüllung fand am 15. 9. 1995 statt, dem 125. Geburtstag von Rahel Hirsch

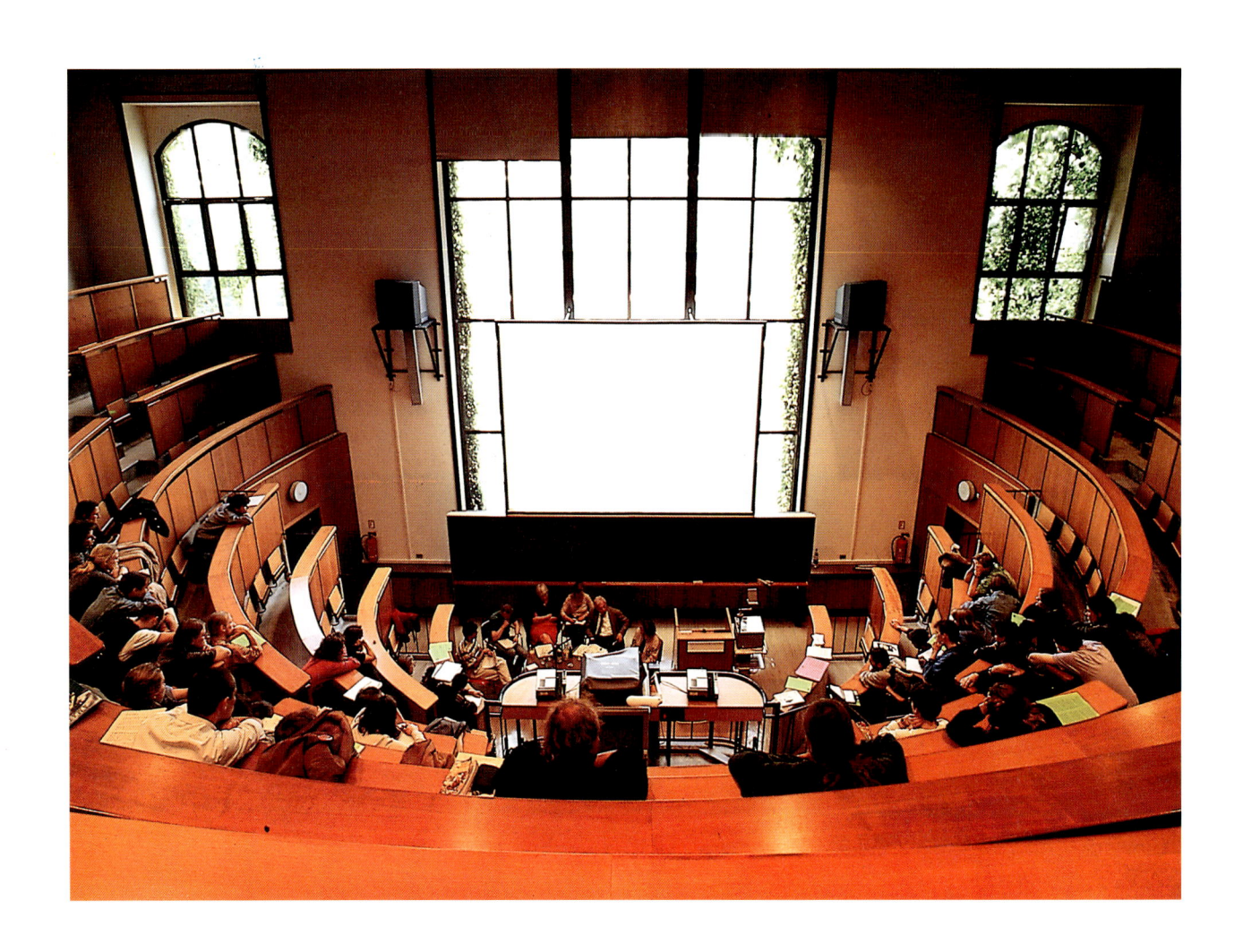

POLIKLINIK — »Überfüllter Hörsaal, Erwartungsspannung; der Zeiger geht auf elf Uhr fünfzehn. Da erheben sich die Assistenten: Eilig schreitet ER durch ihre Reihe und betritt das Auditorium, die blutbefleckte Hose nur notdürftig von einem weißen kurzen Gehrock verdeckt. Ein perfektes Entrée, die Vorstellung kann beginnen. Als Student ging man nicht in Sauerbruchs Vorlesung, um etwas zu lernen, sondern um etwas zu erleben. Von Systematik keine Spur, aber Anregung. Manchmal, wenn Examenskandidaten coram publico geprüft wurden, bekam das alles besonders dramatische Akzente. (...) Man mußte ganz für ihn oder ganz gegen ihn sein, ein Mittelding gab es nicht.« PROF. DR. WALTER SCHMITT

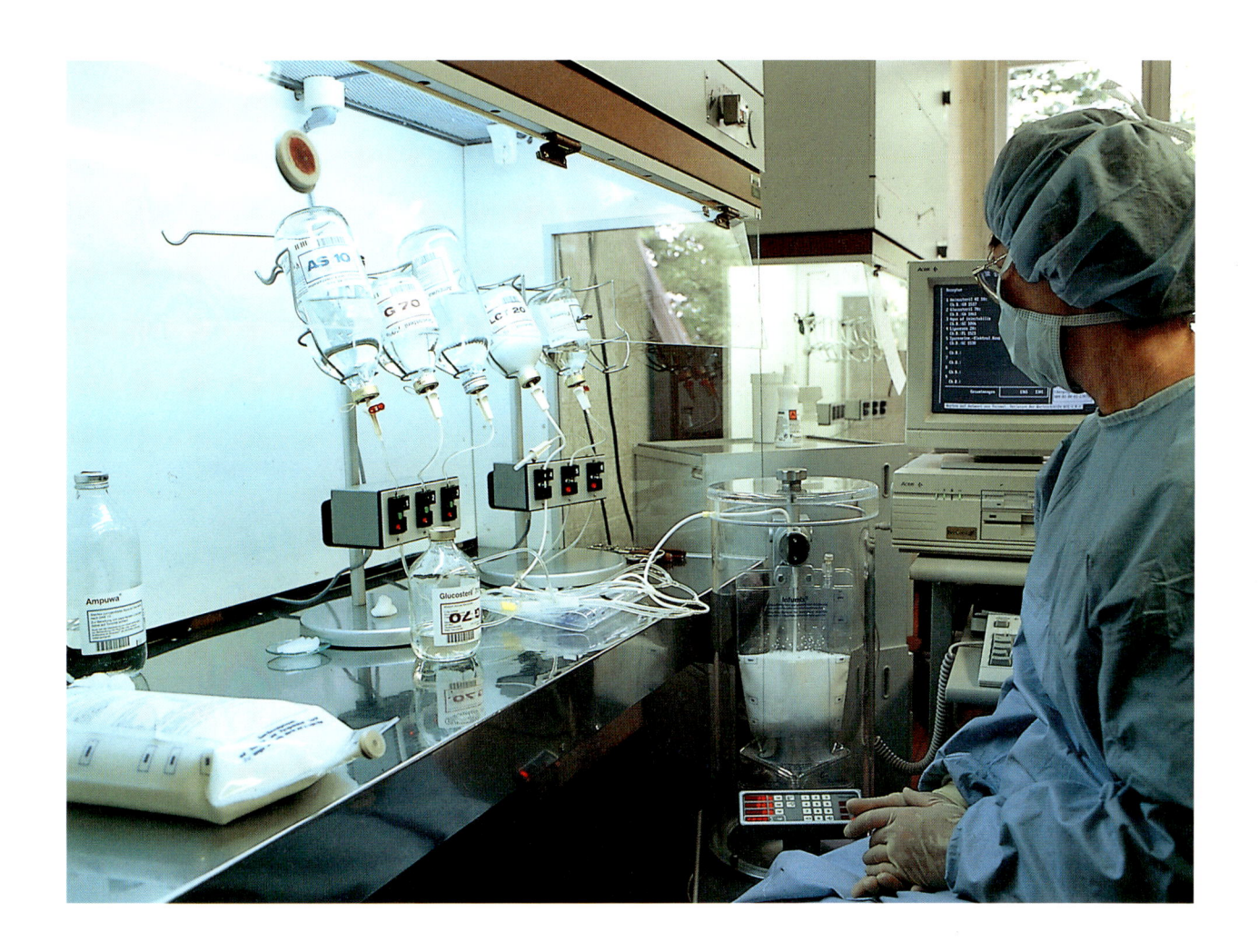

APOTHEKE – Im Gründungsjahr 1763 wurde die Ausstattung einer Apotheke mit einer
»Cammer zur Aufbewahrung« und einer »Küche zum Laborieren« als ausreichend angesehen | 81

82 | POLIKLINIK

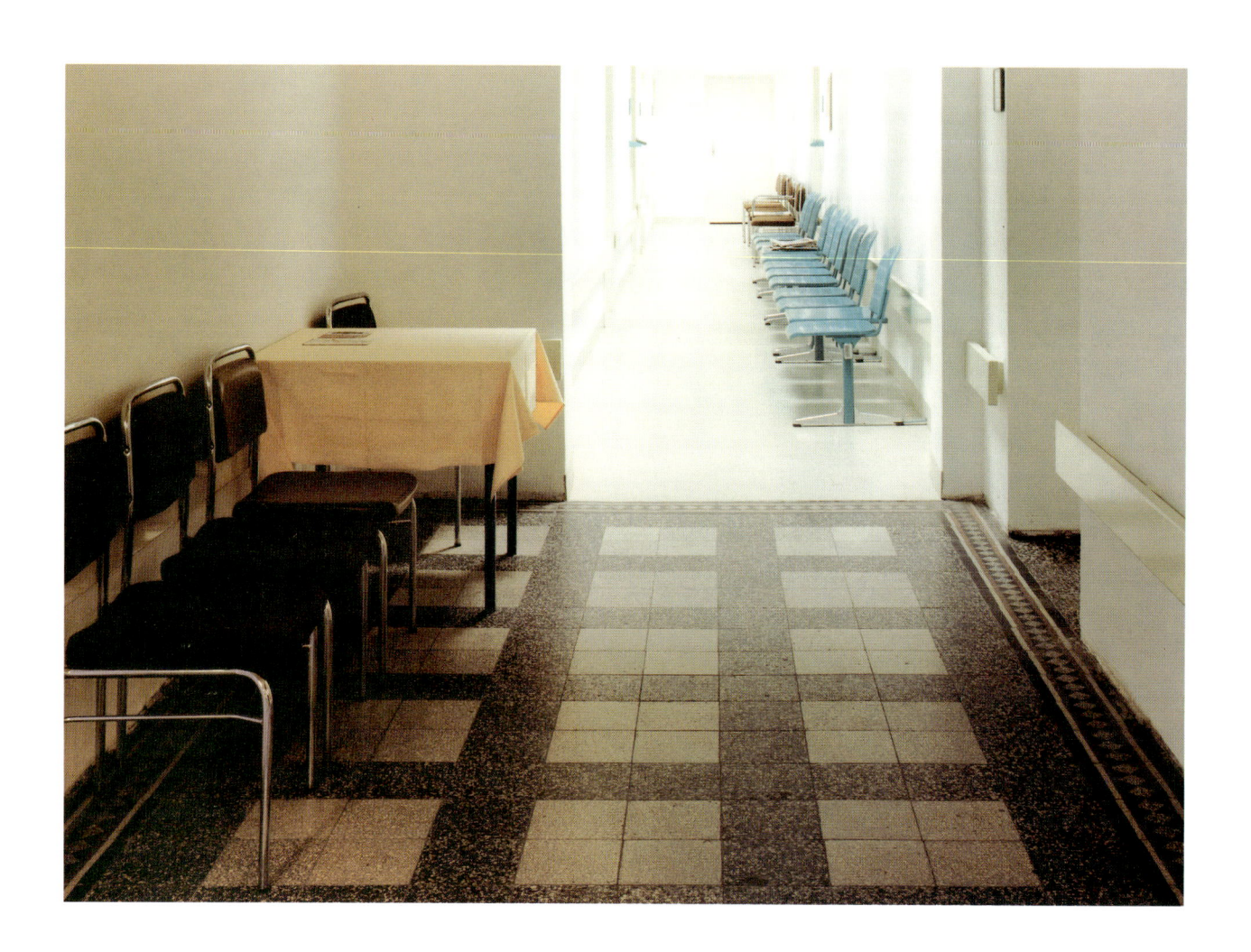

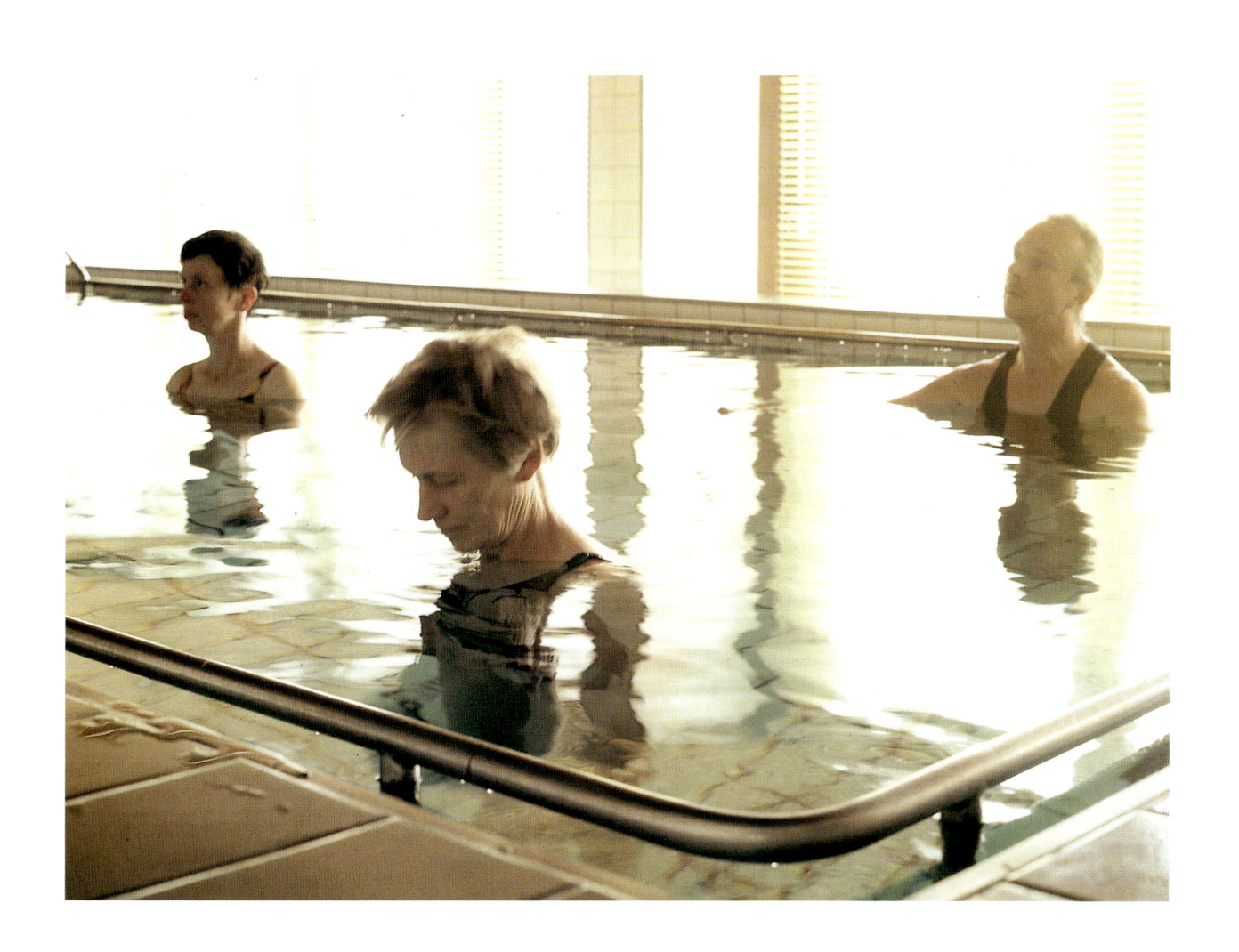

PHYSIKALISCHE MEDIZIN UND REHABILITATION – Krankengymnastik im Wasser | 83

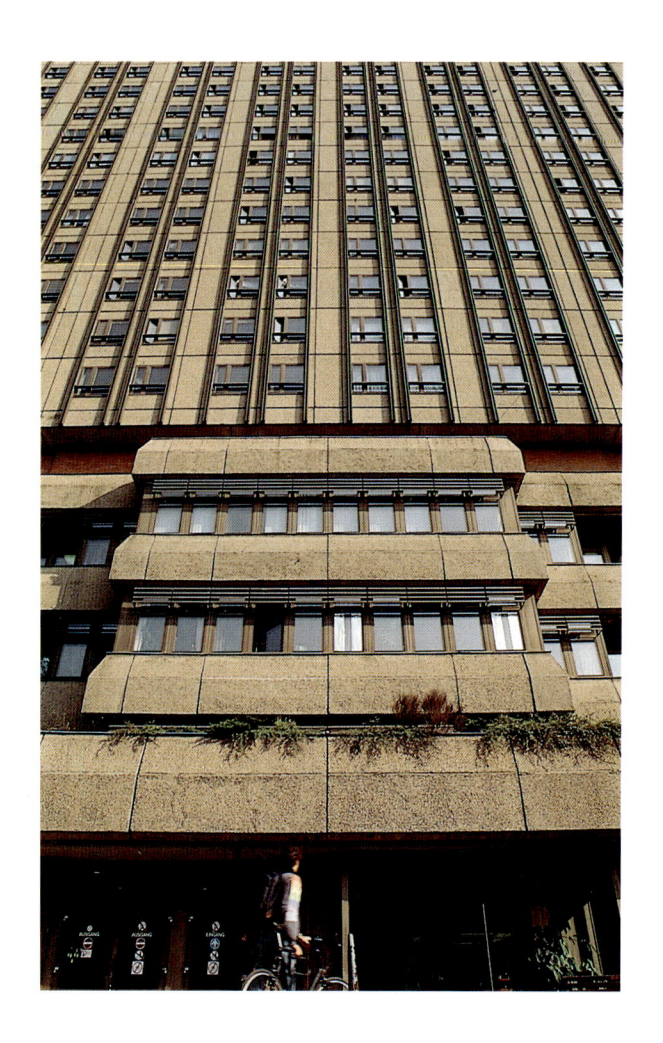

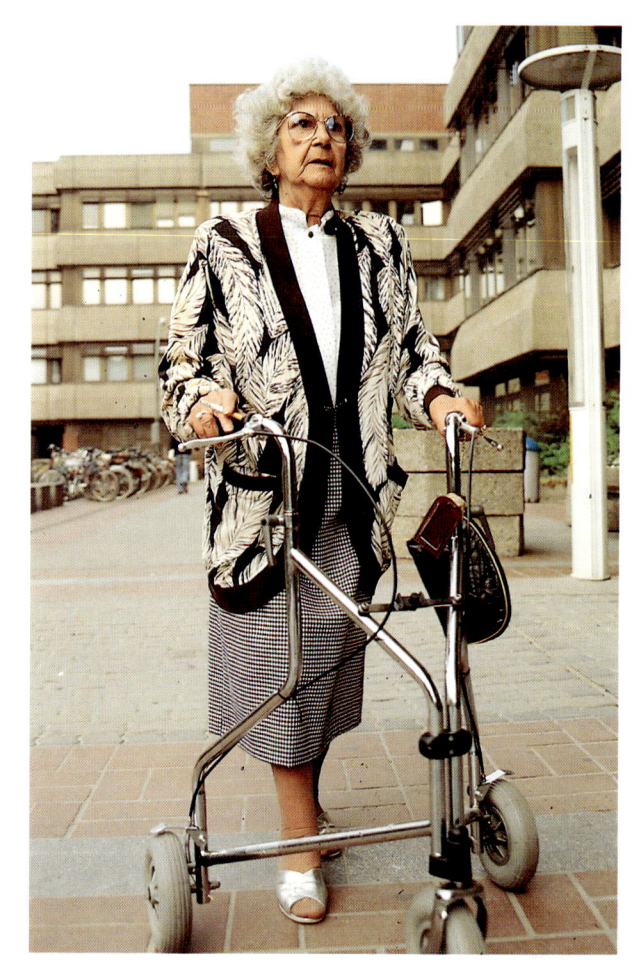

HOCHHAUS – Das Chirurgisch Orientierte Zentrum wurde am 14. 6. 1982 eingeweiht

HOCHHAUS | 85

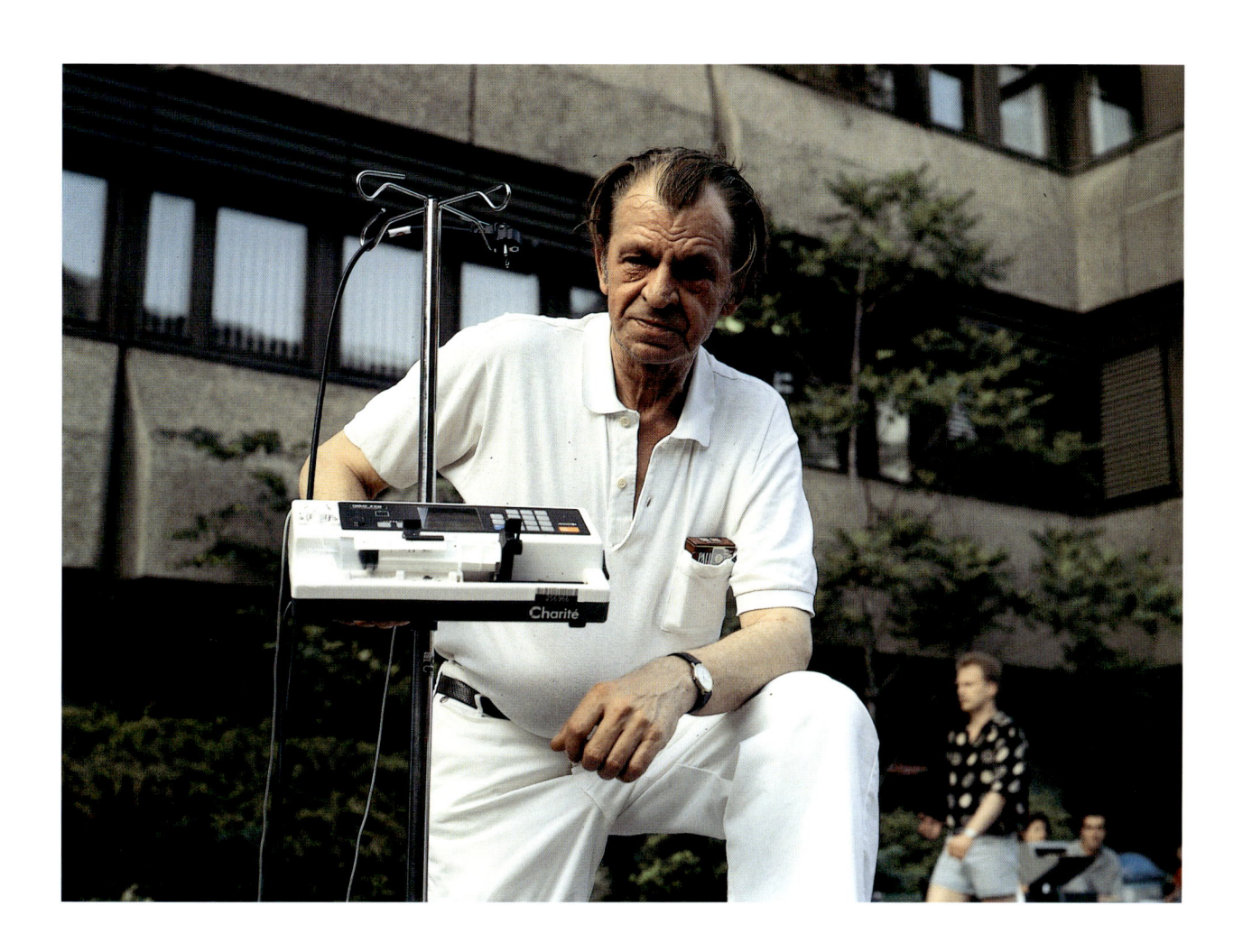

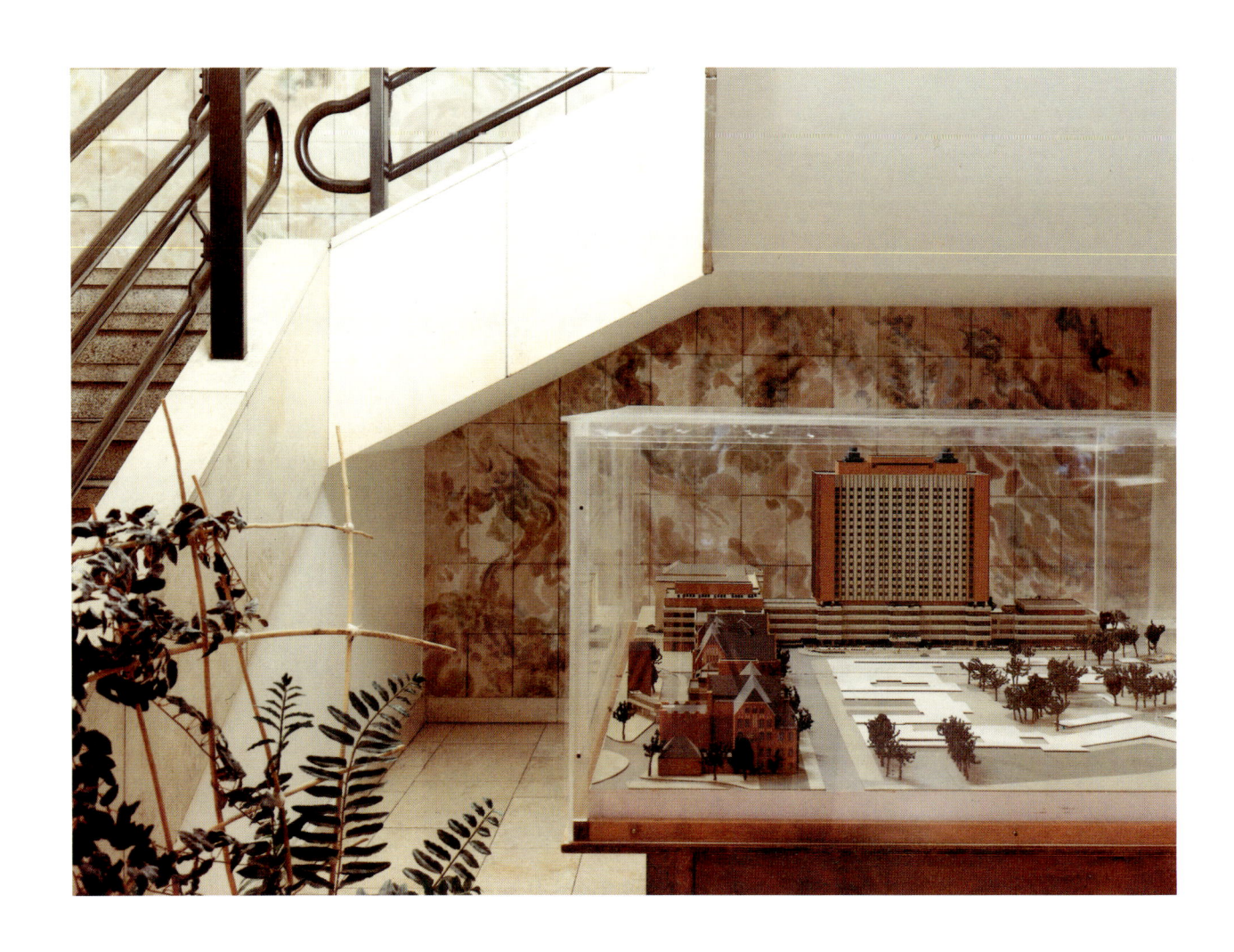

HOCHHAUS – Foyer – »*Ein Zimmer mit sechs Betten, kein warmes Wasser, schäbiges Mobiliar, rostige Nachtkastln, wie in der Kaserne, miese, besudelte Matratzen... Sie sagen, es lohnt nicht mehr, neue Sachen zu kaufen, da eine völlig neue Charité gebaut wird. Aber wann?*« MAXIE WANDER, September 1976

HOCHHAUS – Konzertveranstaltung im Foyer | 87

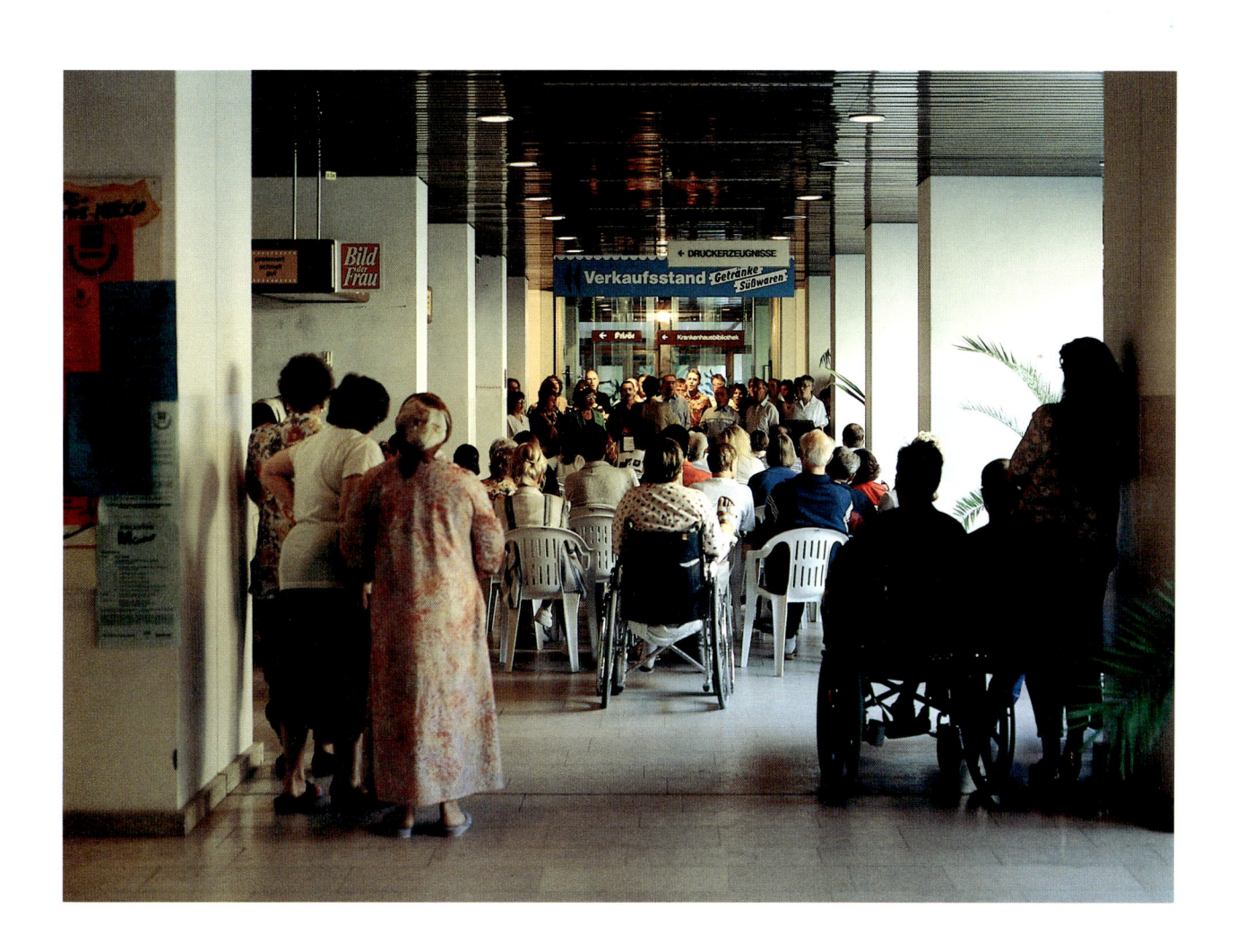

HOCHHAUS – Foyer

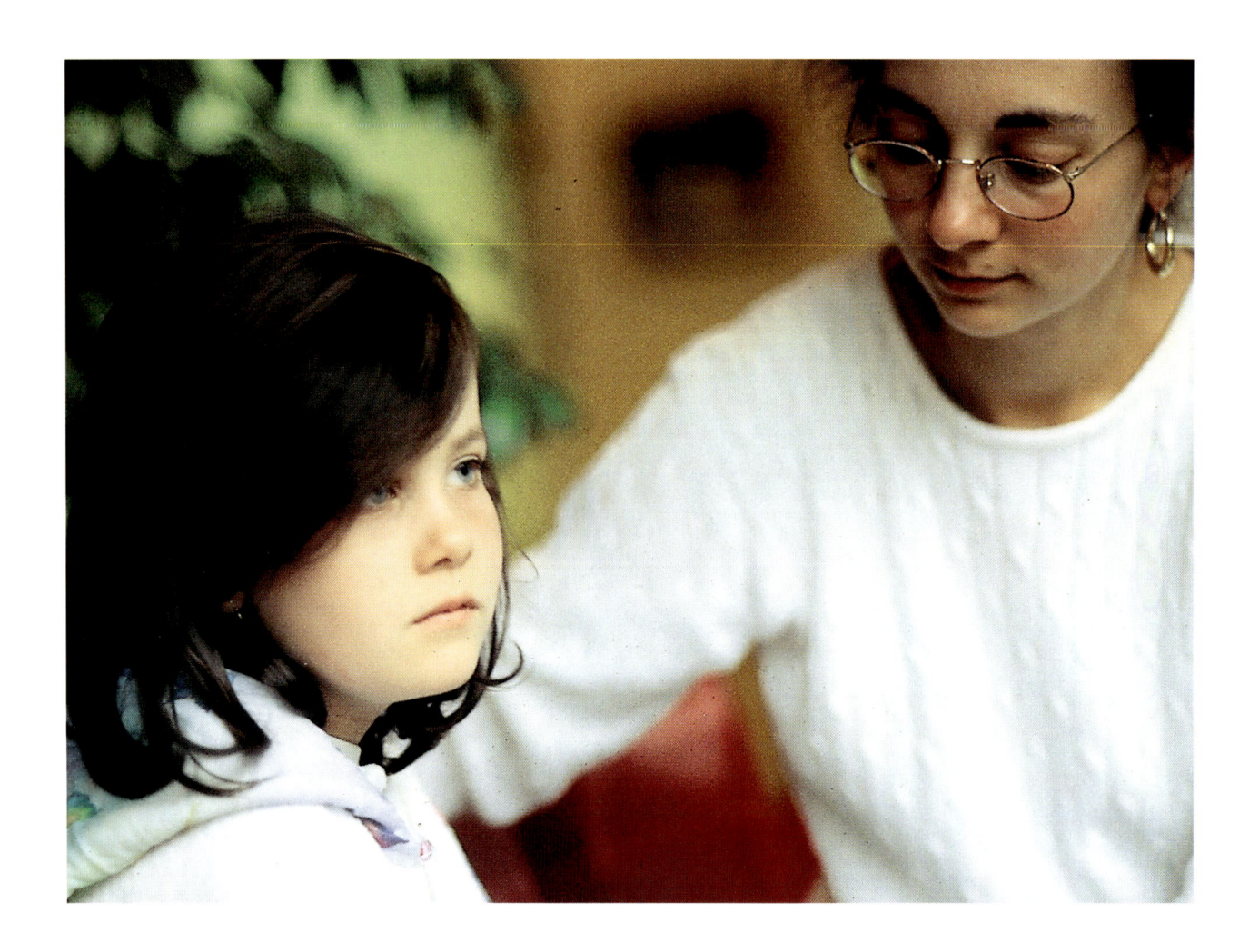

HOCHHAUS – Foyer

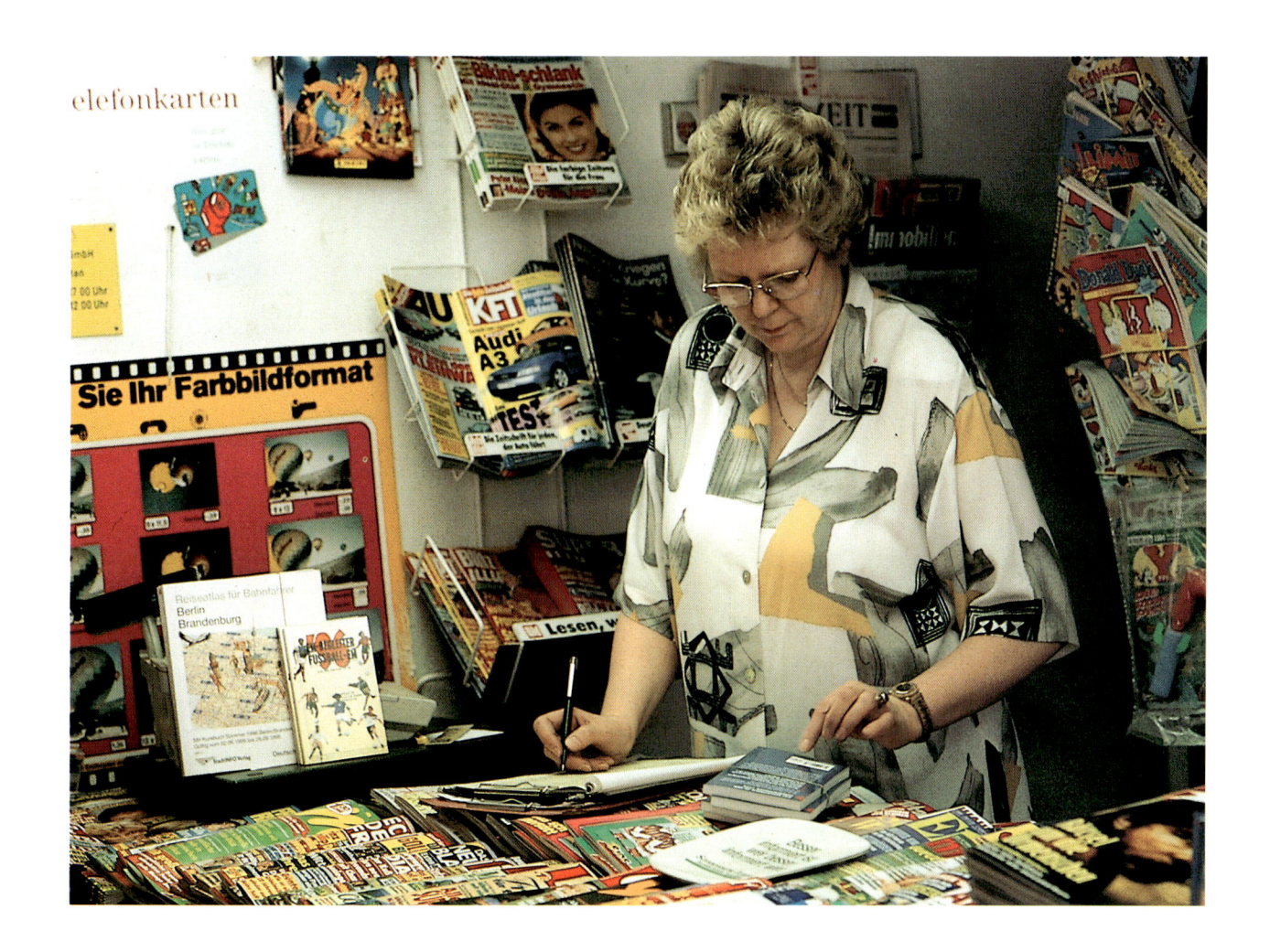

RETTUNGSSTELLE

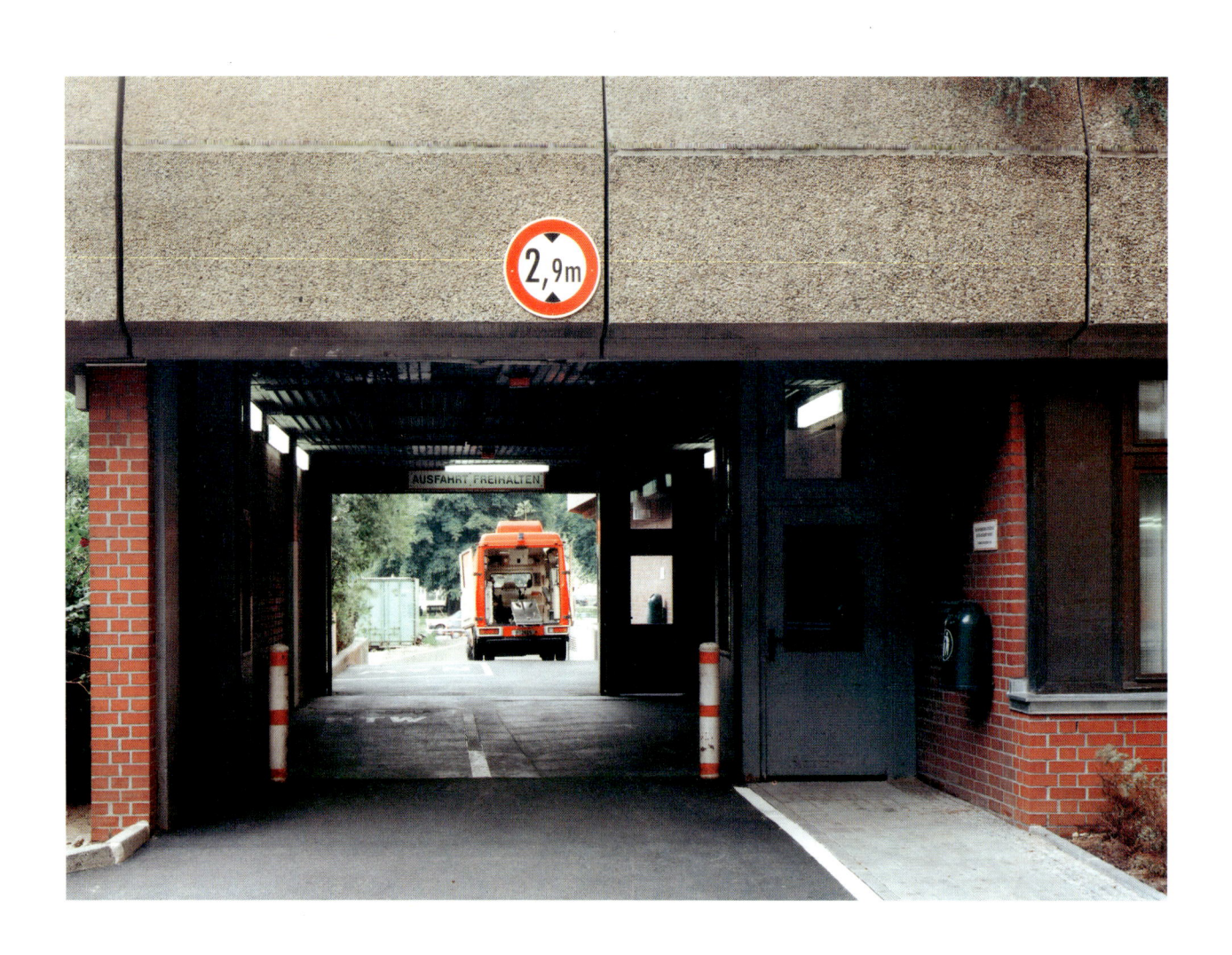

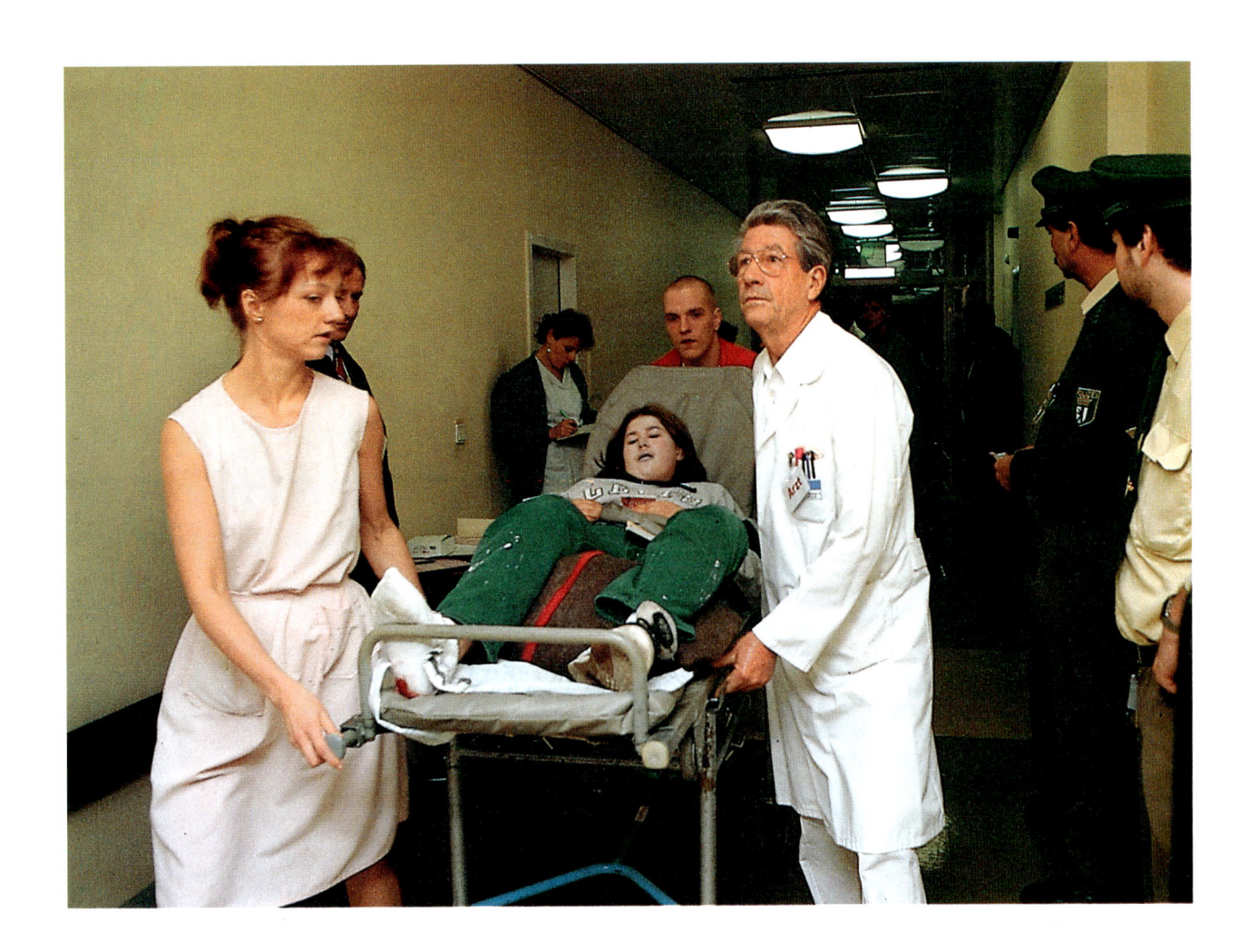

RETTUNGSSTELLE – Katastrophenübung in der Rettungsstelle mit Schauspielern als Schwerverletzten

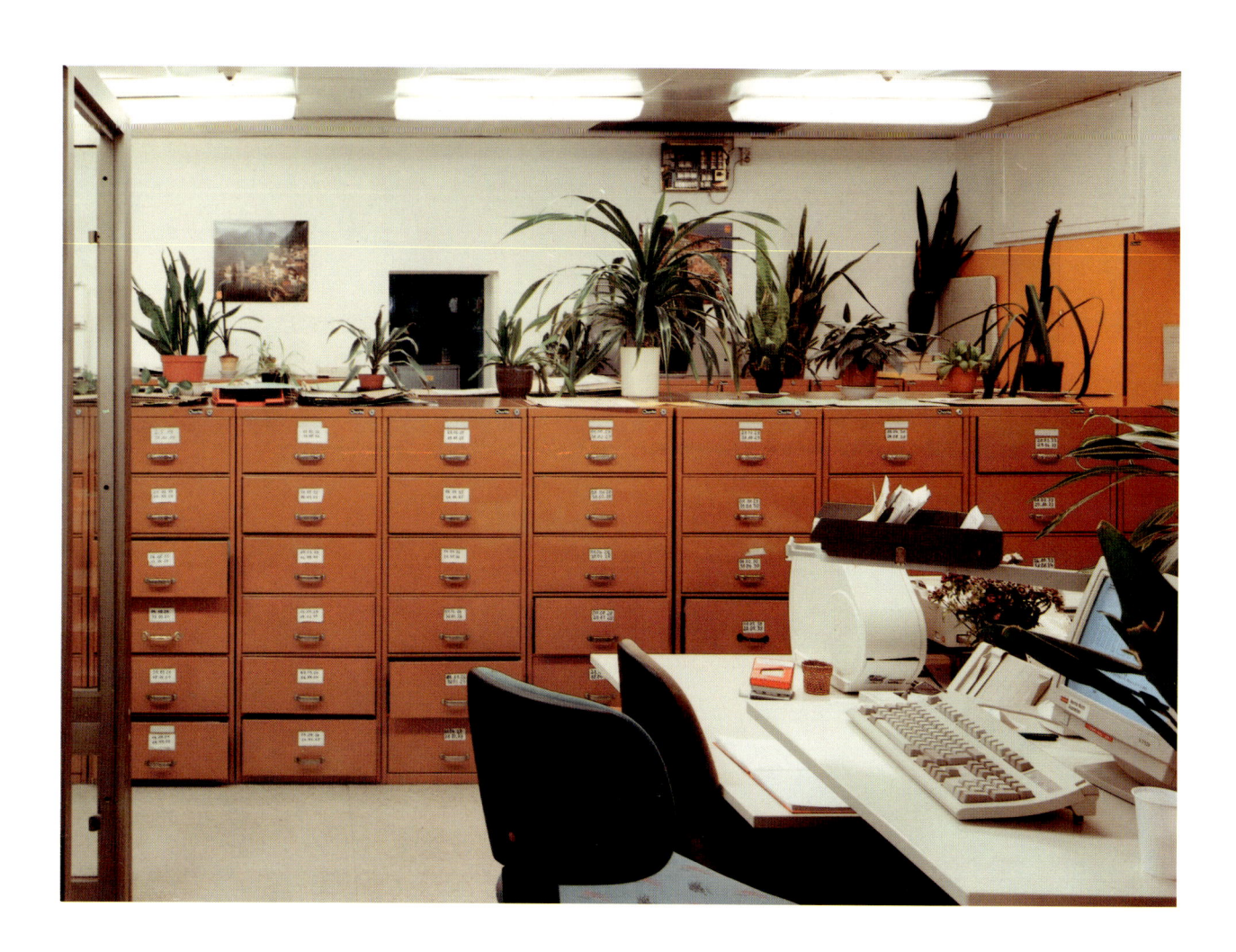

HOCHHAUS – Anmeldung und Archiv der Röntgenabteilung

HOCHHAUS – Kardiovaskuläre Diagnostik

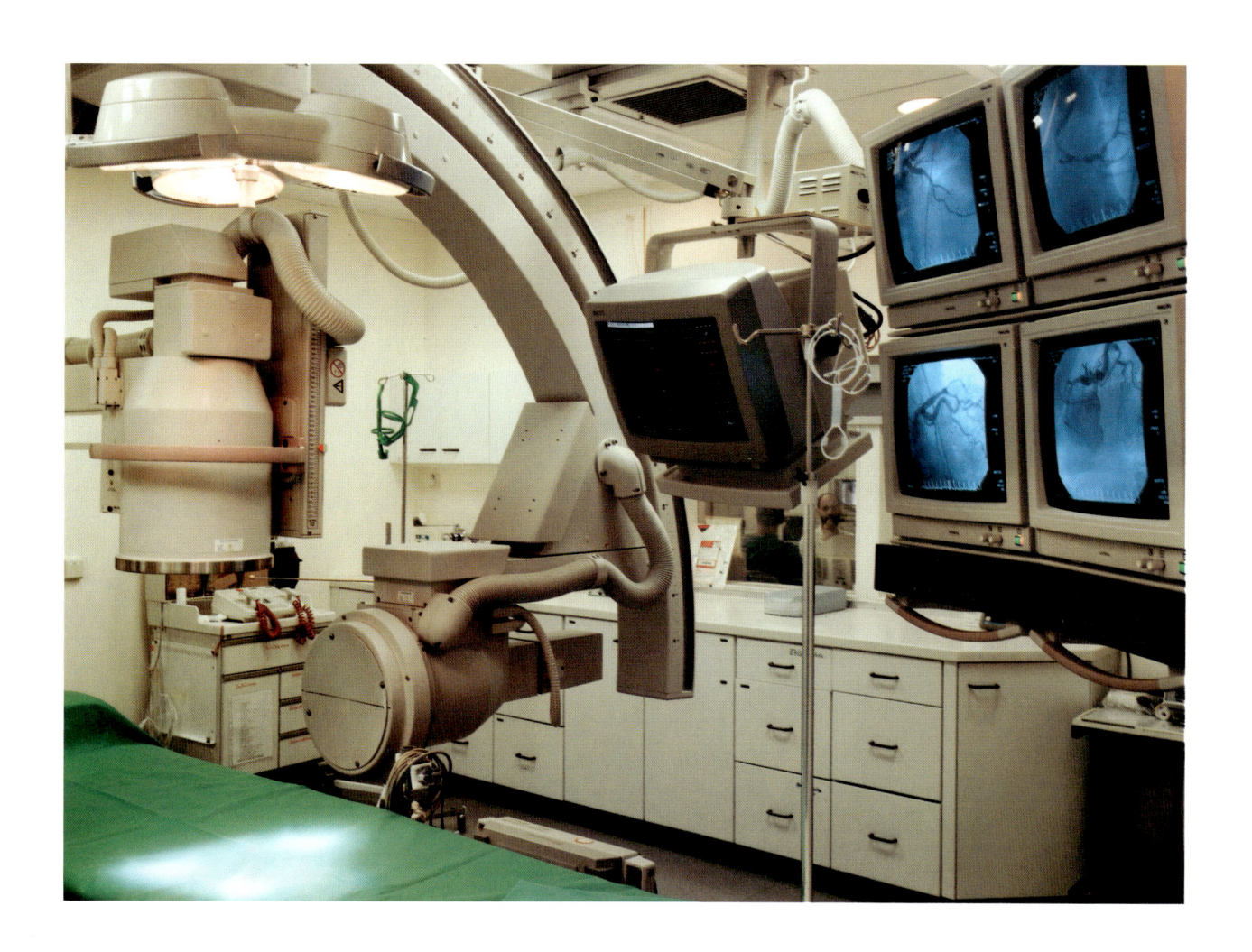

94 | HOCHHAUS – Computertomographie

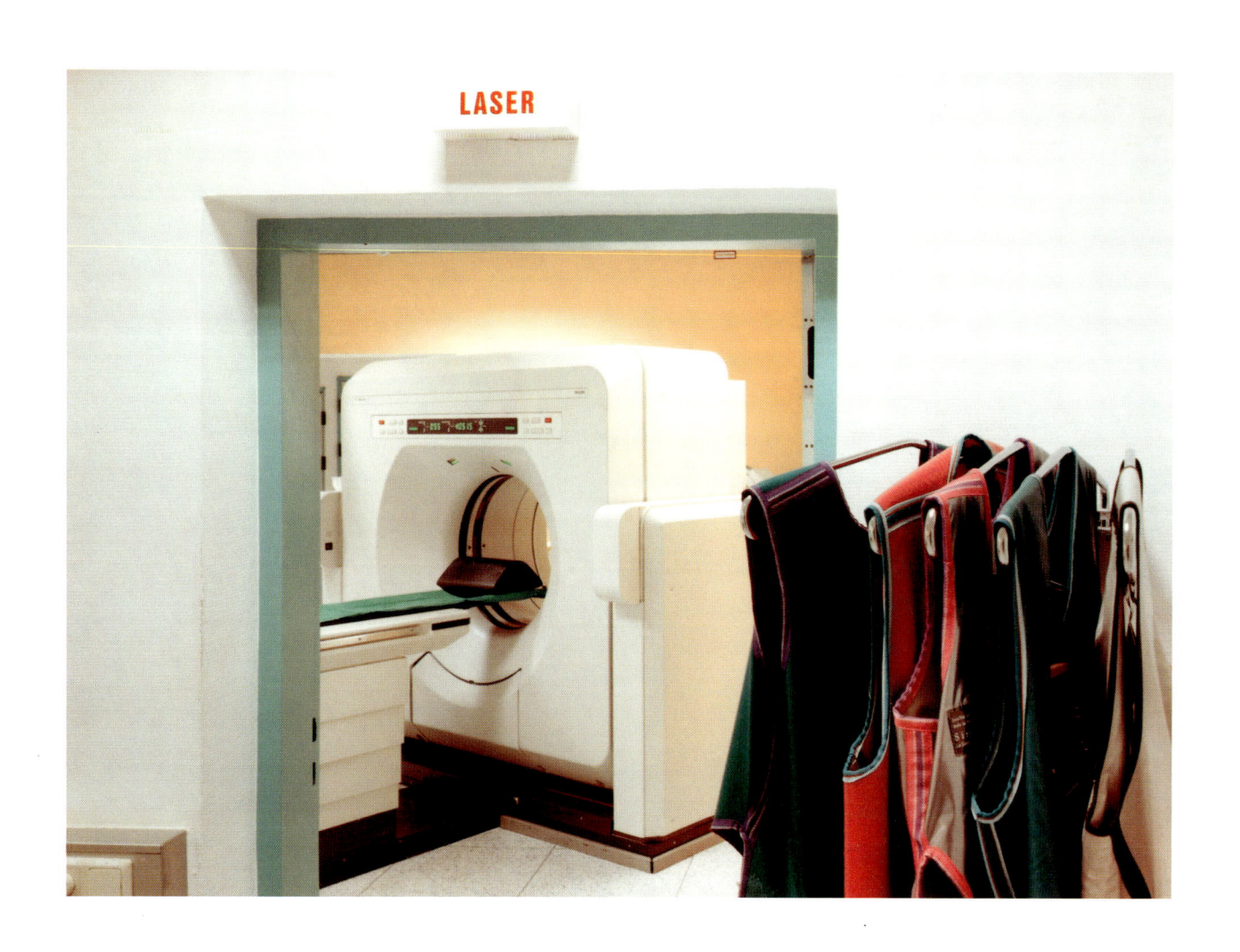

HOCHHAUS – Neugeborenen-Intensivtherapie

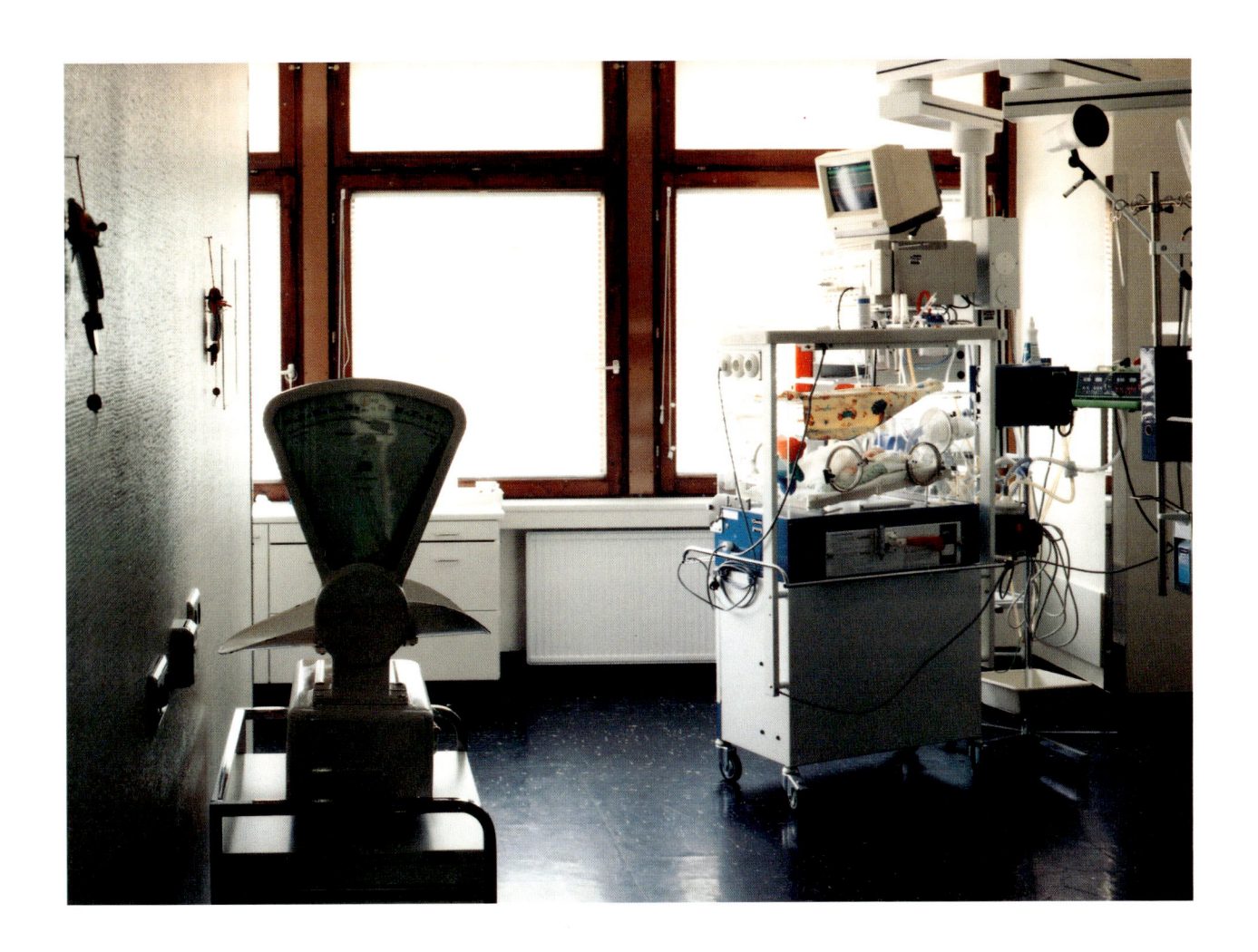

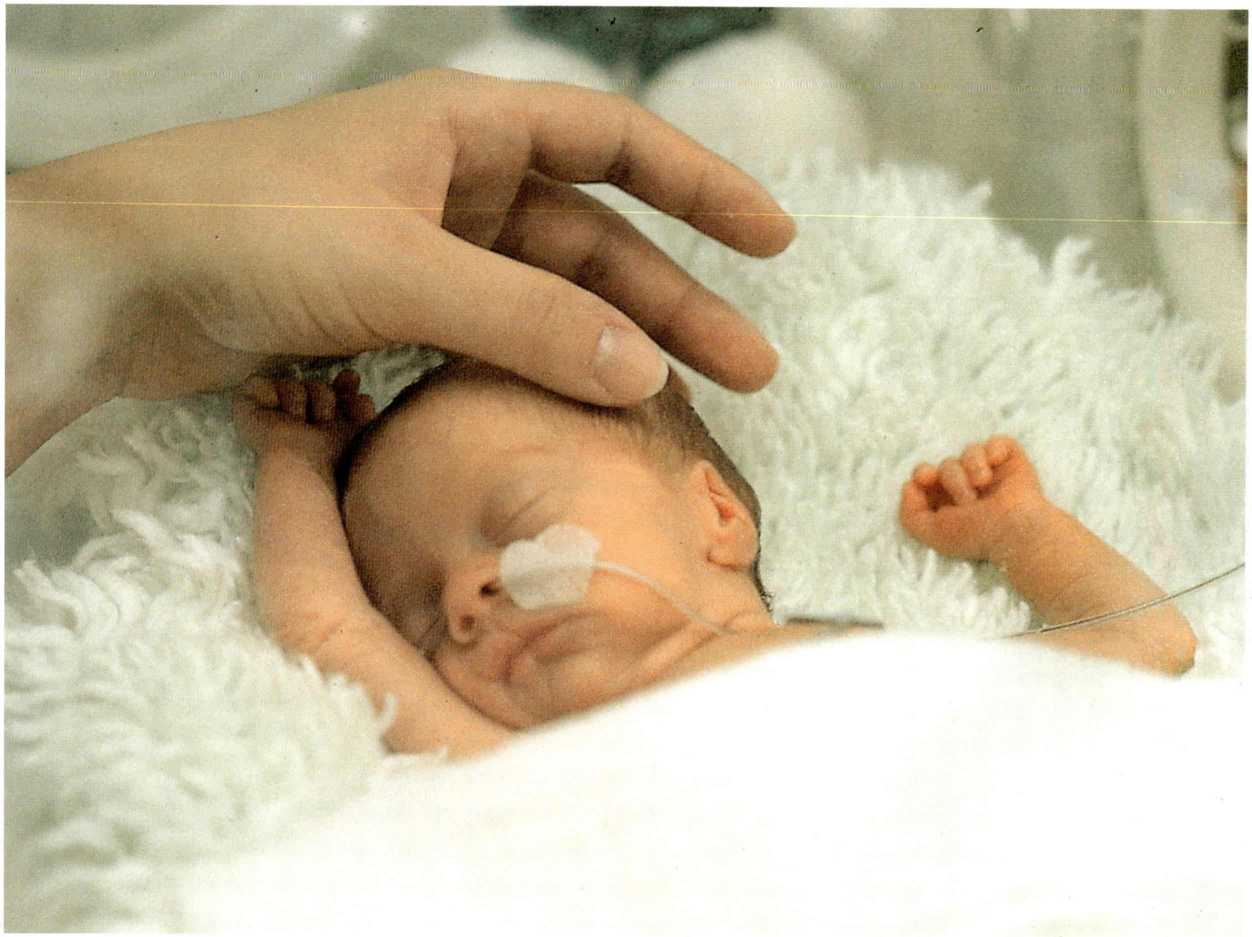

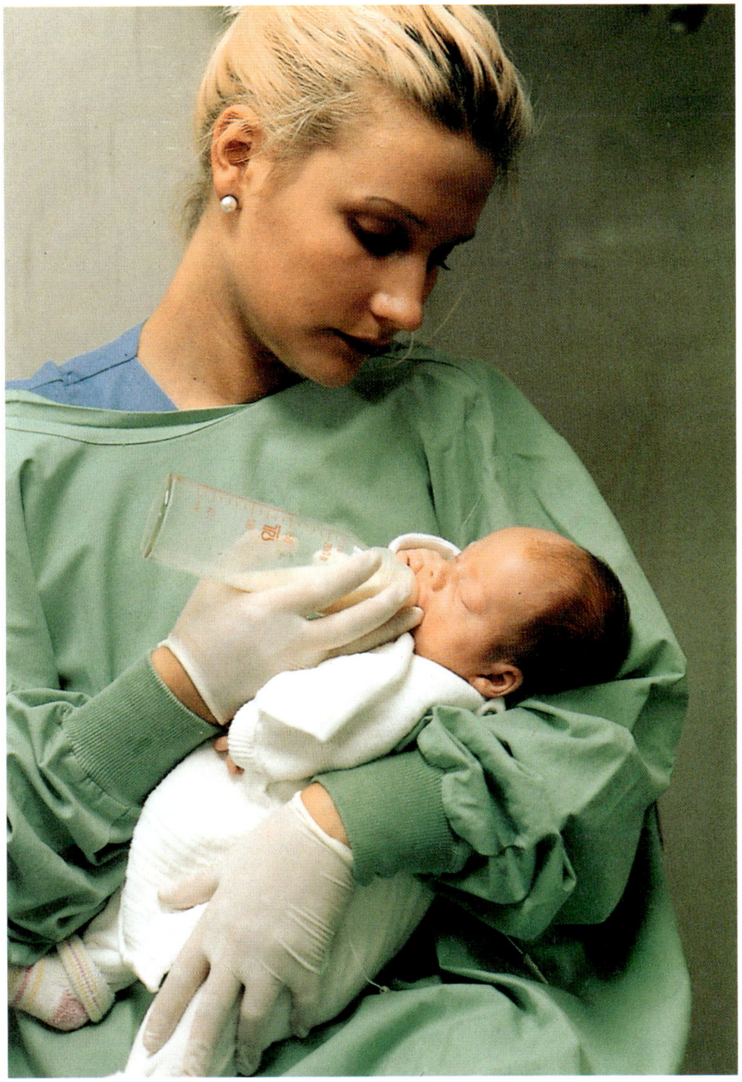

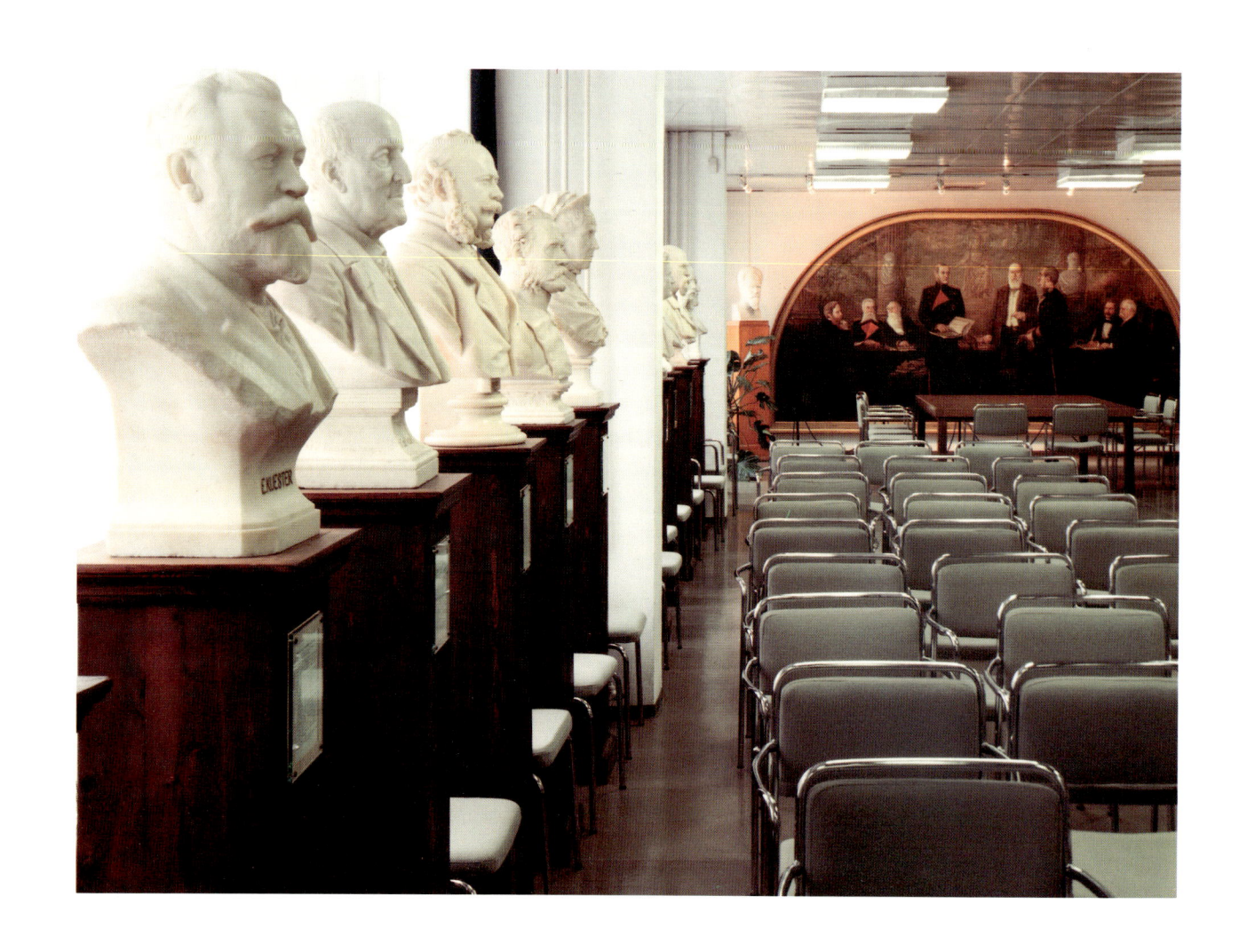

HOCHHAUS — Konferenzsaal der Chirurgen: Im Februar 1983 wurden in der ehemaligen Chirurgischen Klinik, bei Baumaßnahmen in der Leichenkammer, in einem auf keiner Zeichnung ausgewiesenen Raum elf zum Teil erheblich beschädigte Portraitbüsten aus weißem Carrara-Marmor gefunden. Es sind die Büsten von Langenbeck, Bruns, Velten, Thiersch, Simon, Busch, Billroth, Volkmann, König, Kuester und Kaiserin Augusta

HOCHHAUS – Zentralbibliothek der Charité

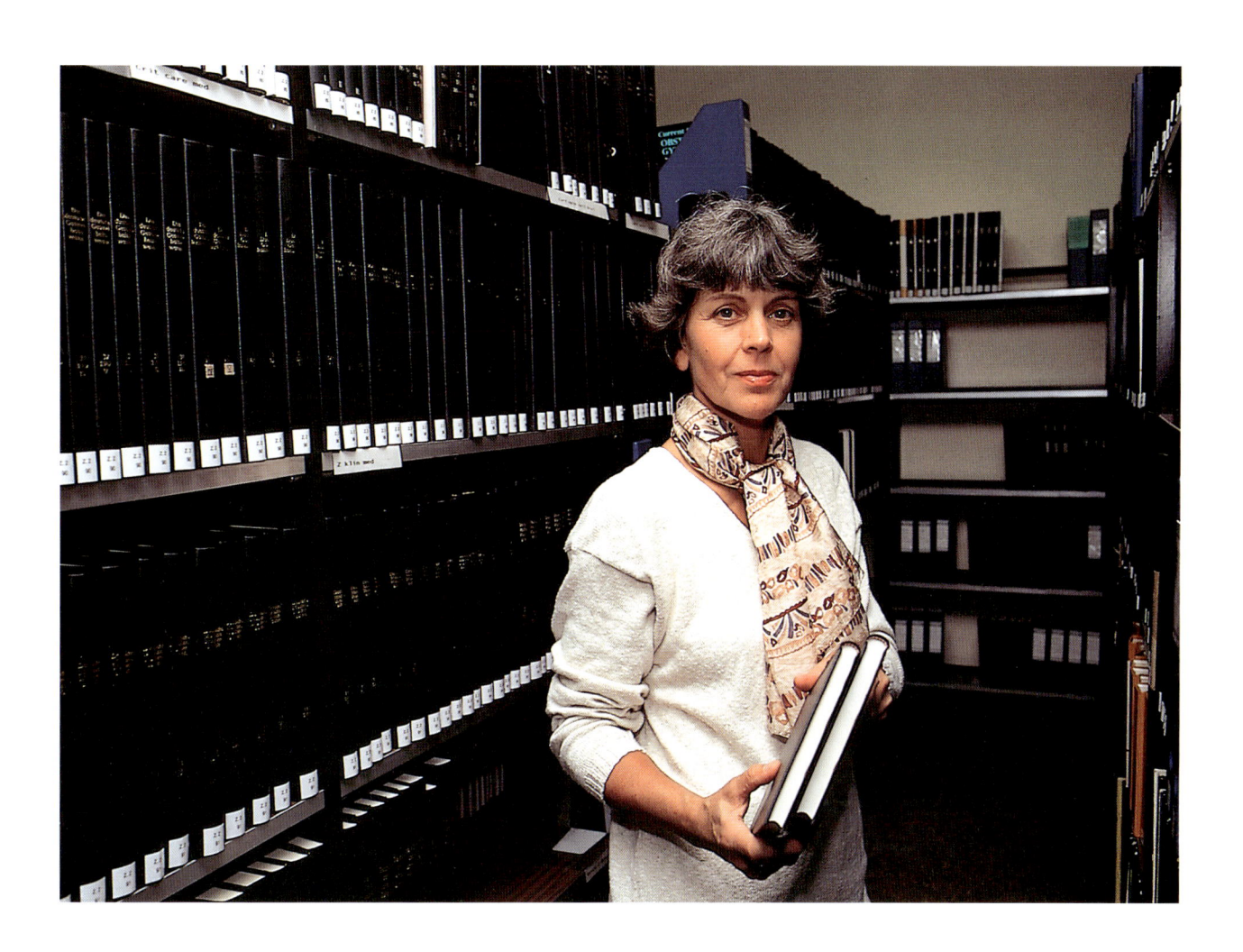

OP-BEREICH – Herzchirurgie

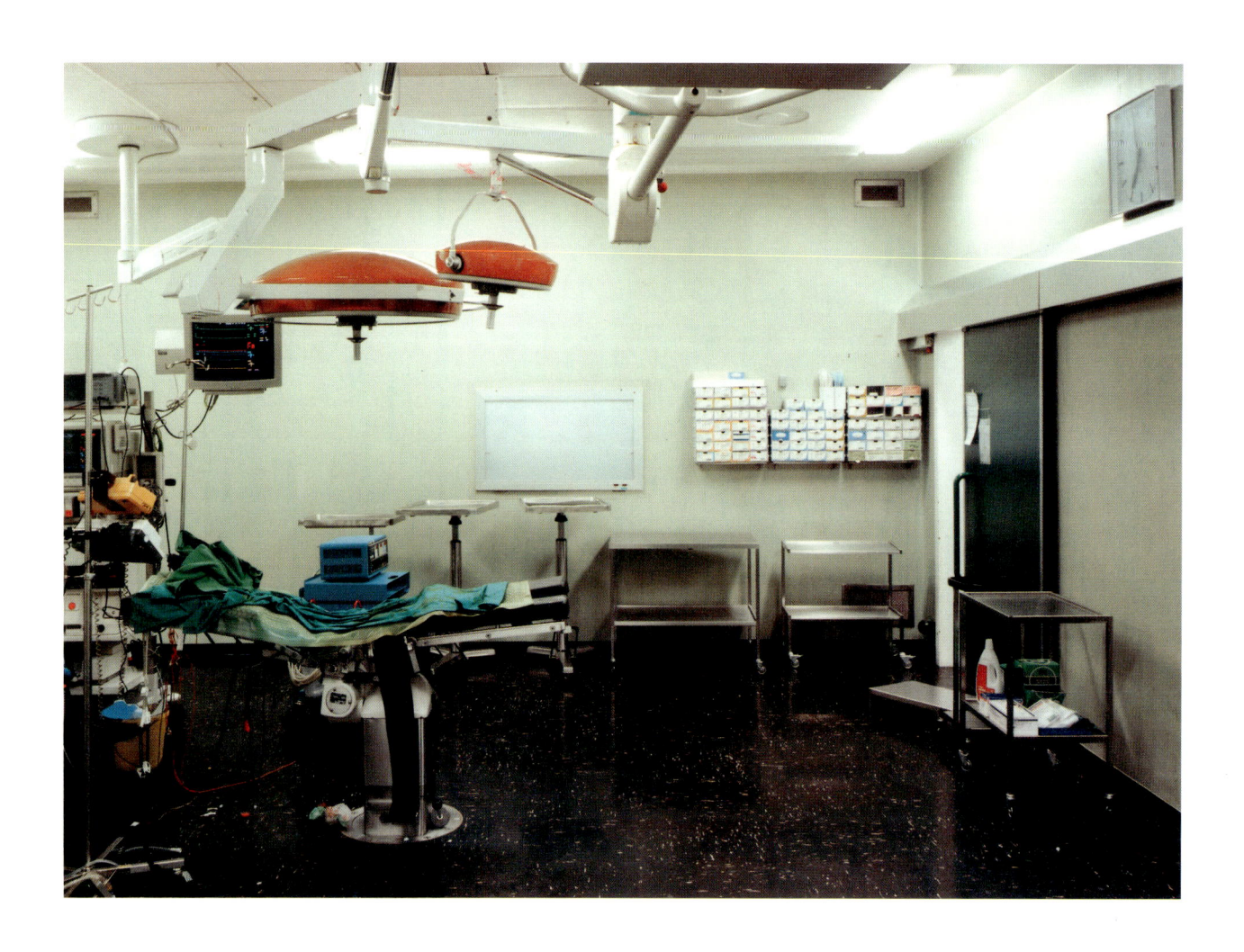

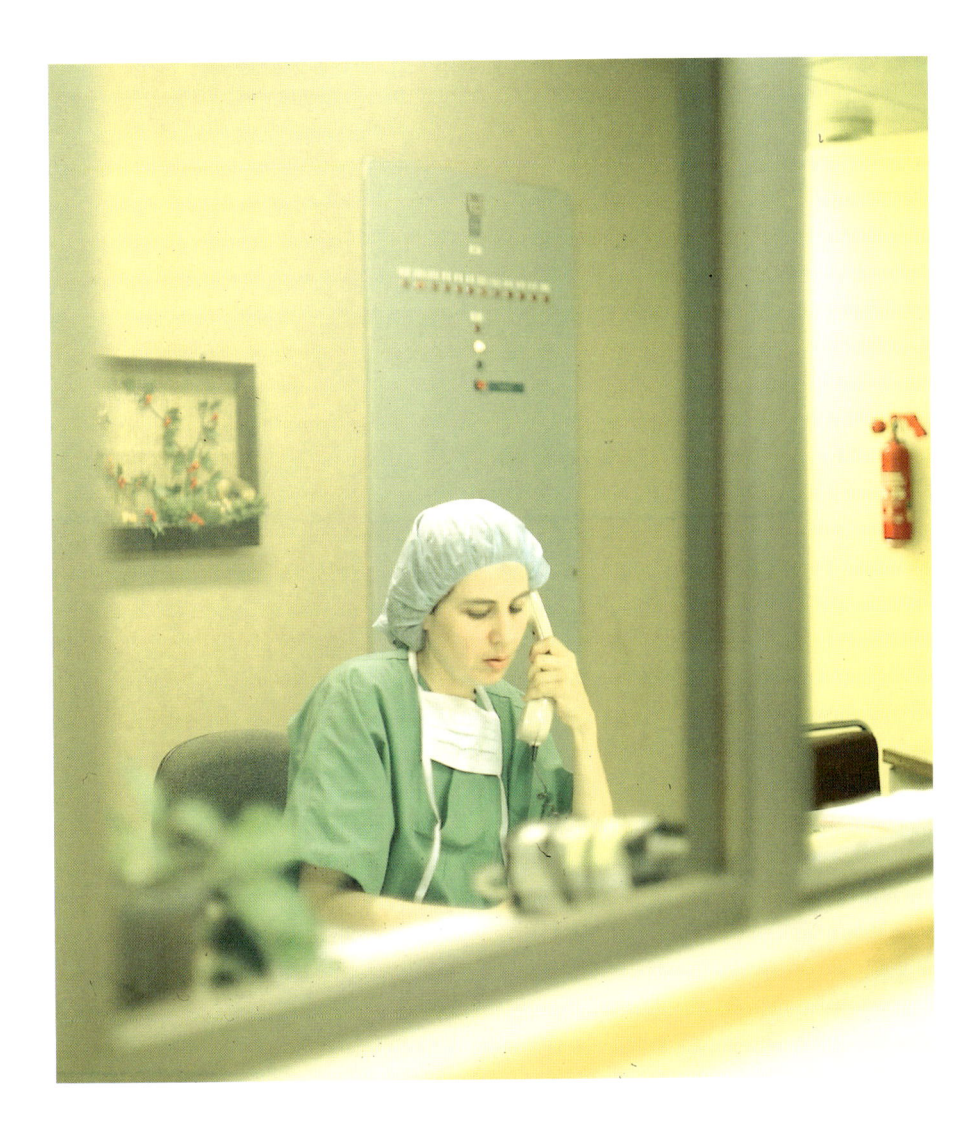

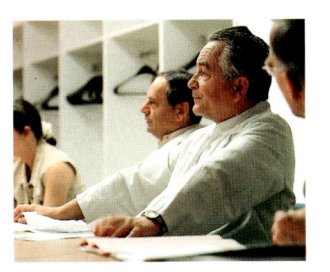

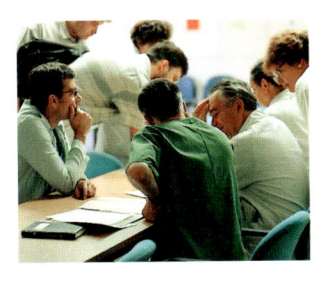

OP-BEREICH – Dispatcher: Die Schwester koordiniert die OP-Ebene.
Frührapport der Anästhesisten

OP-BEREICH – Kieferchirurgie

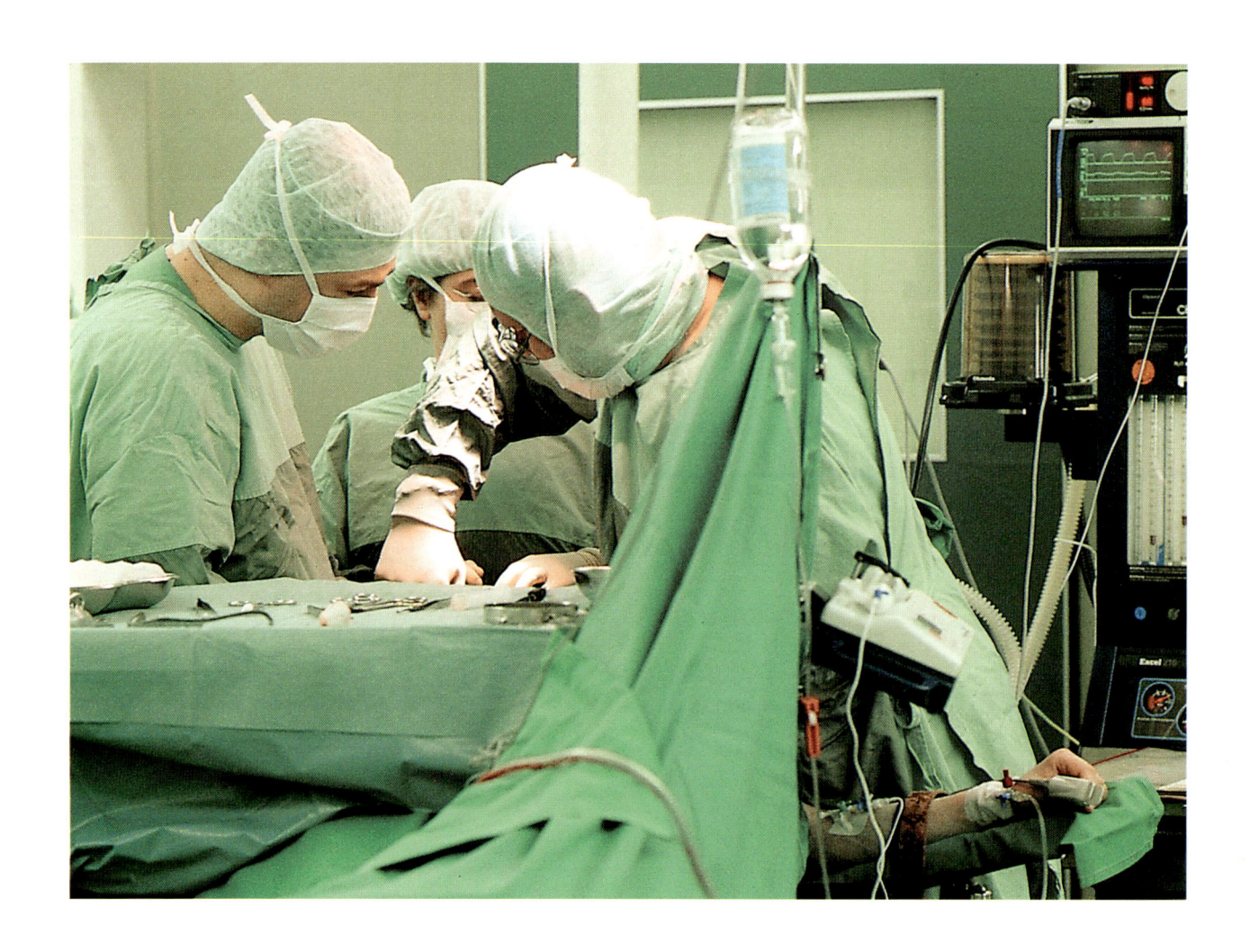

OP-BEREICH | 103

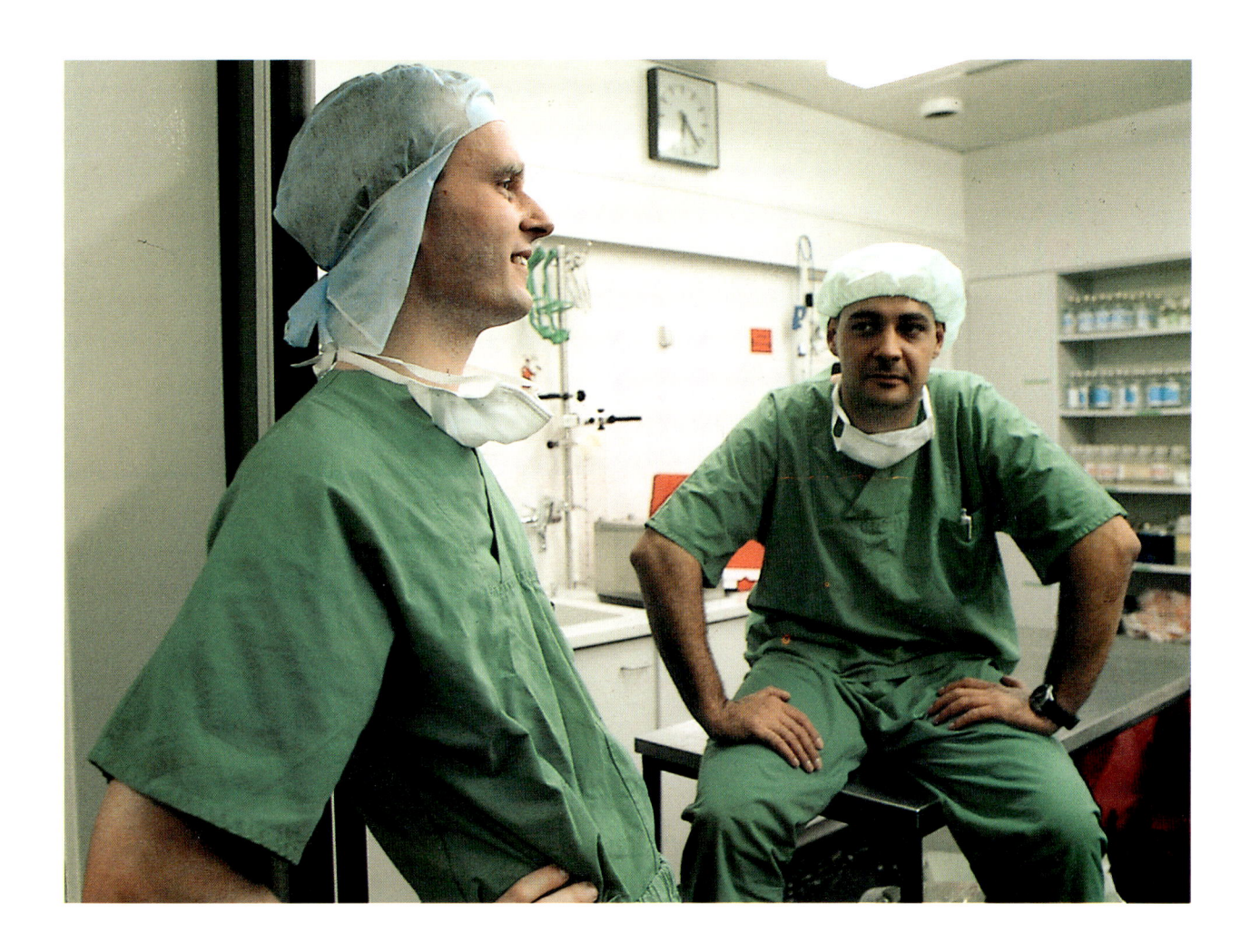

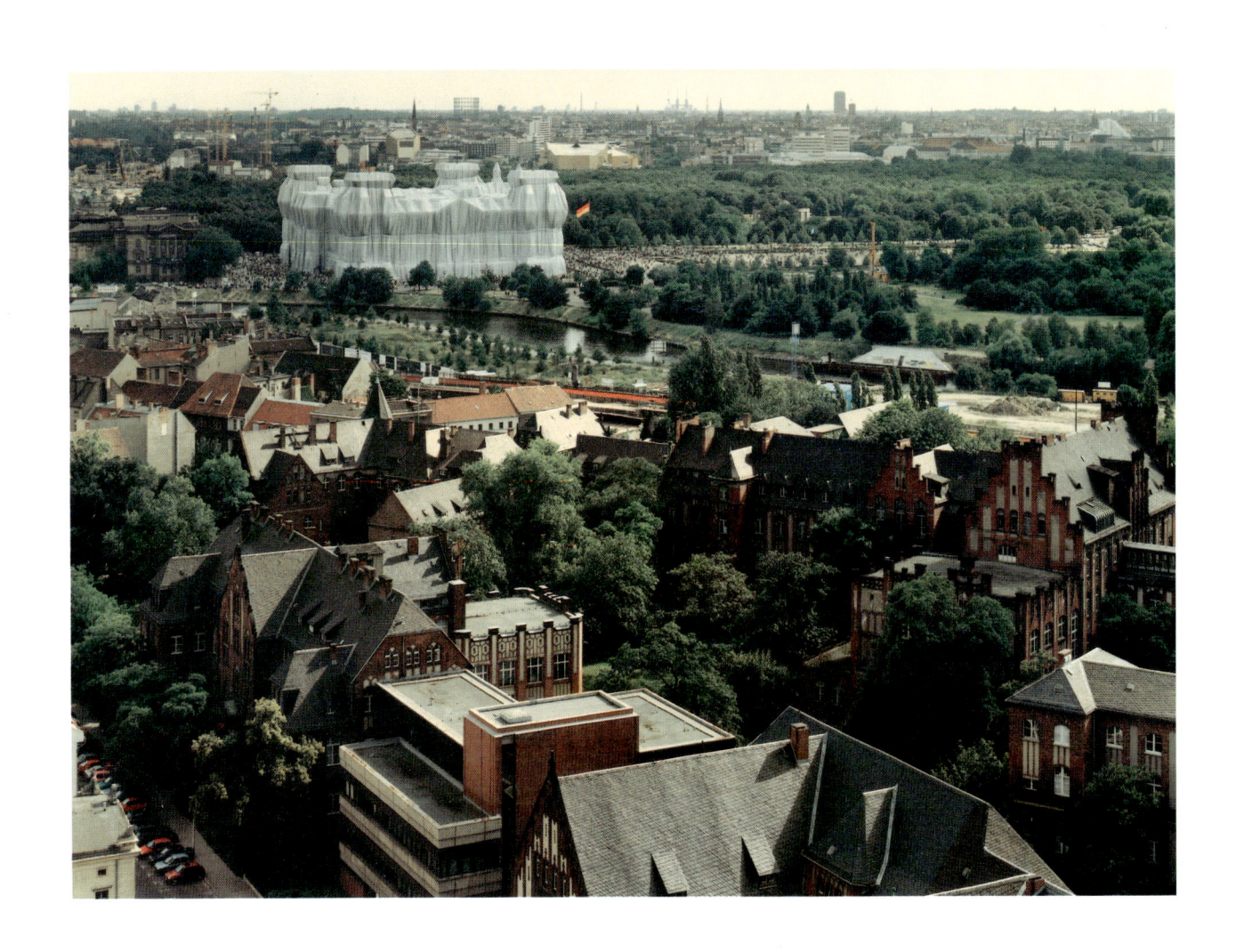

Blick aus dem HOCHHAUS – Verhüllter Reichstag von Christo und Jeanne-Claude im Sommer 1995.
Mit freundlicher Genehmigung von Wolfgang Volz

HOCHHAUS – Station 27 | 105

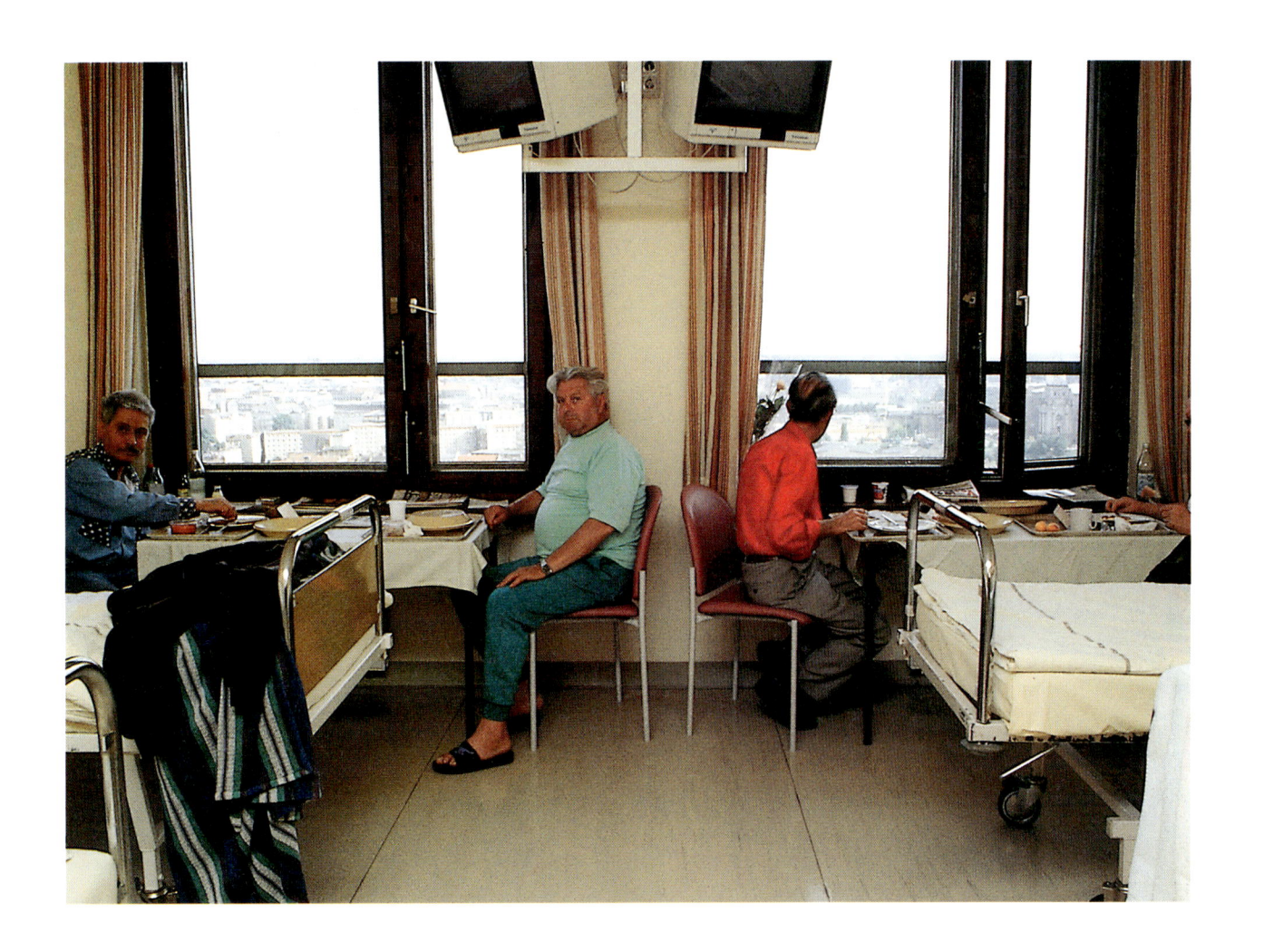

106 | HOCHHAUS – Entbindungsstation

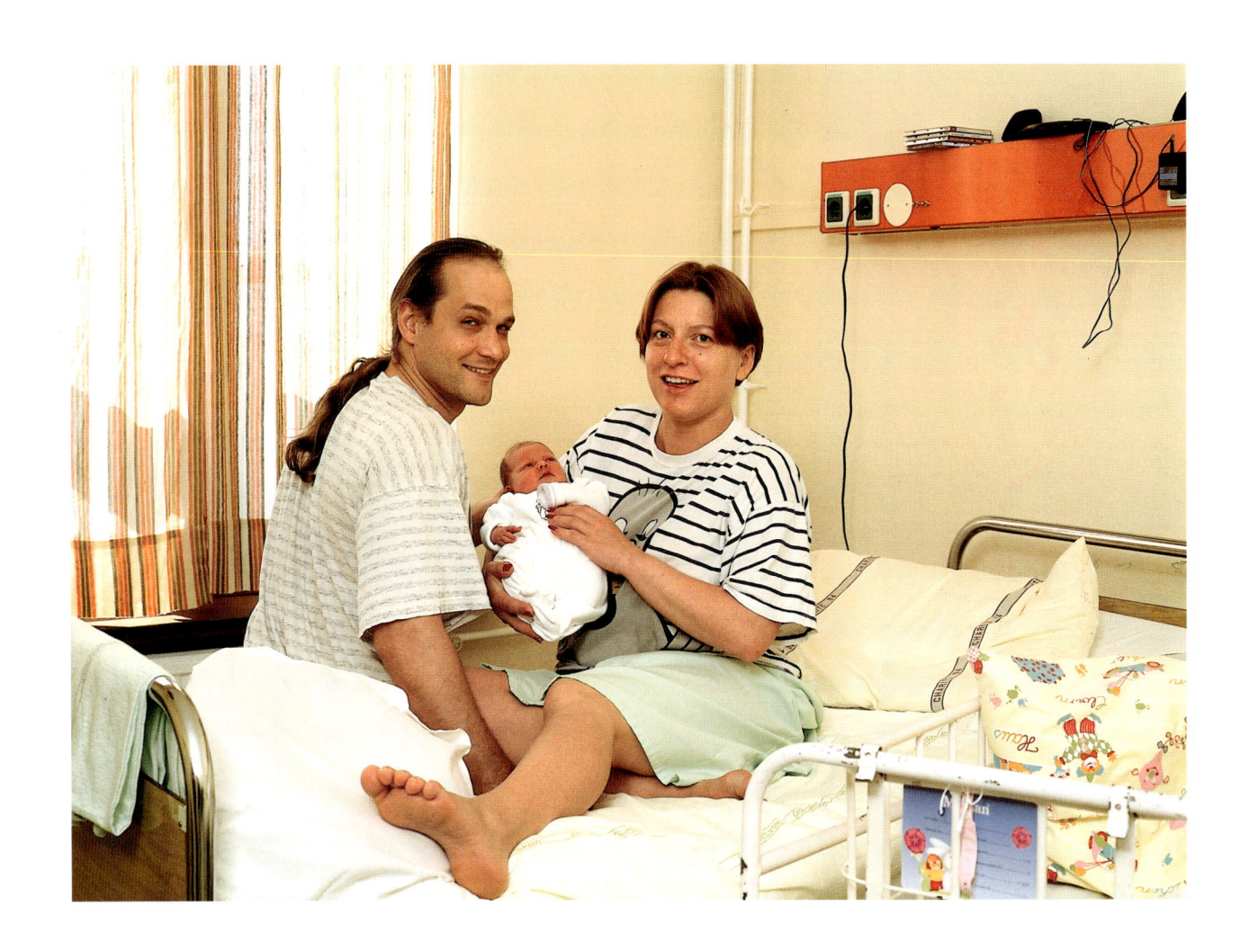

HOCHHAUS – Keller | 107

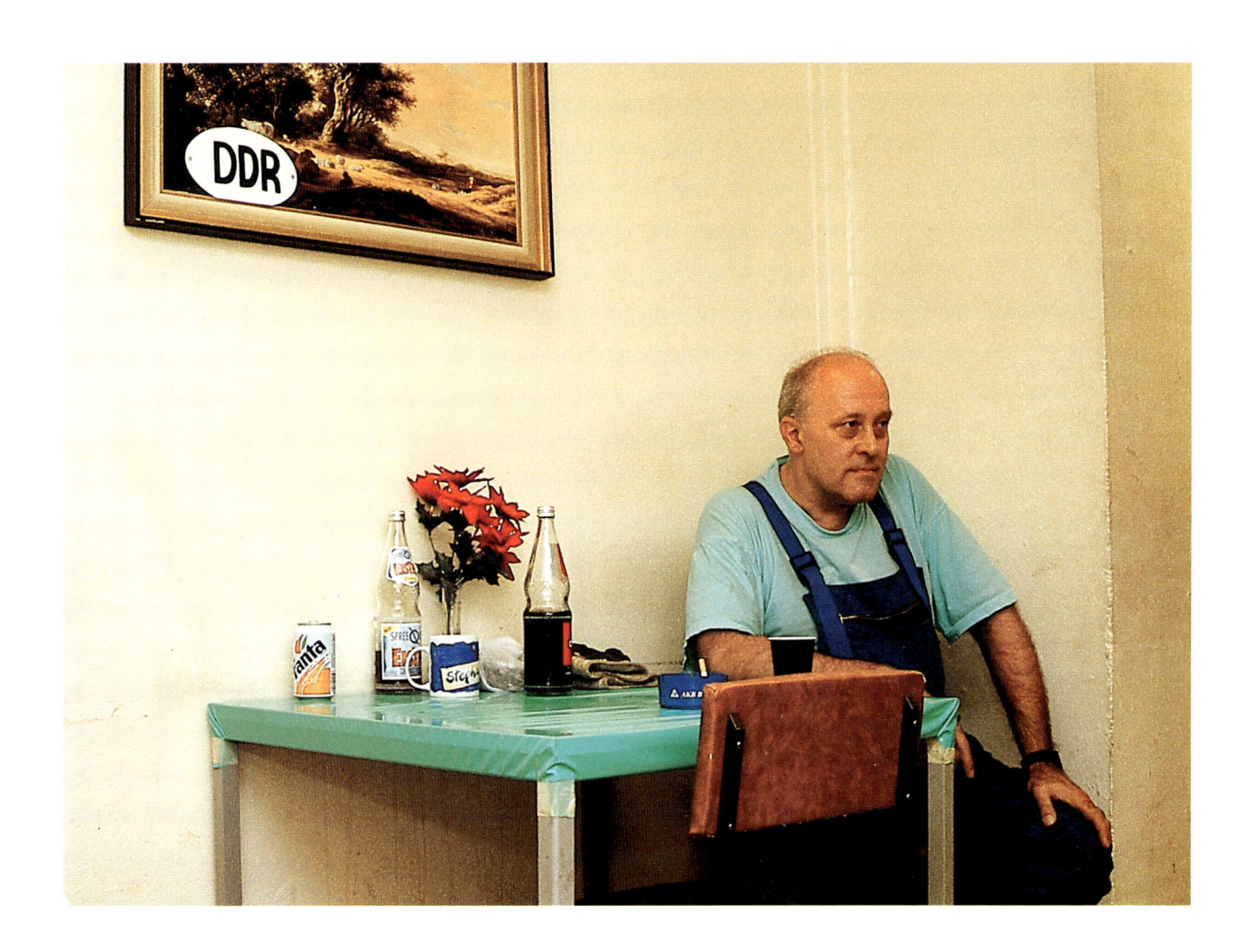

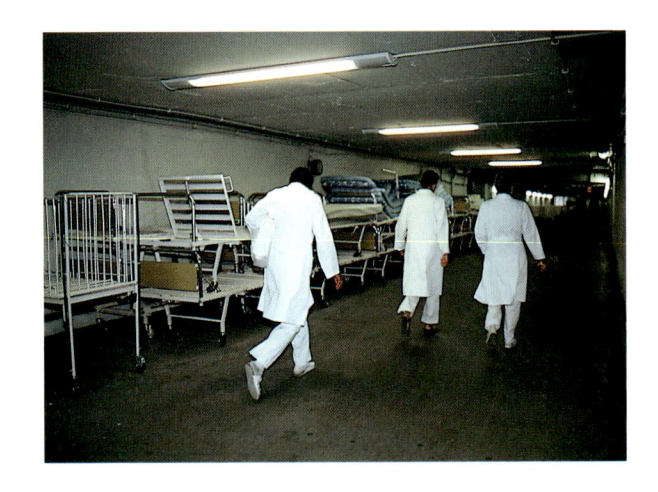

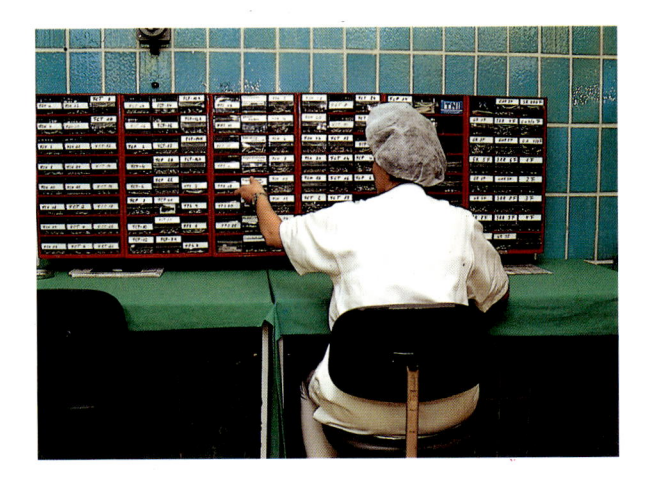

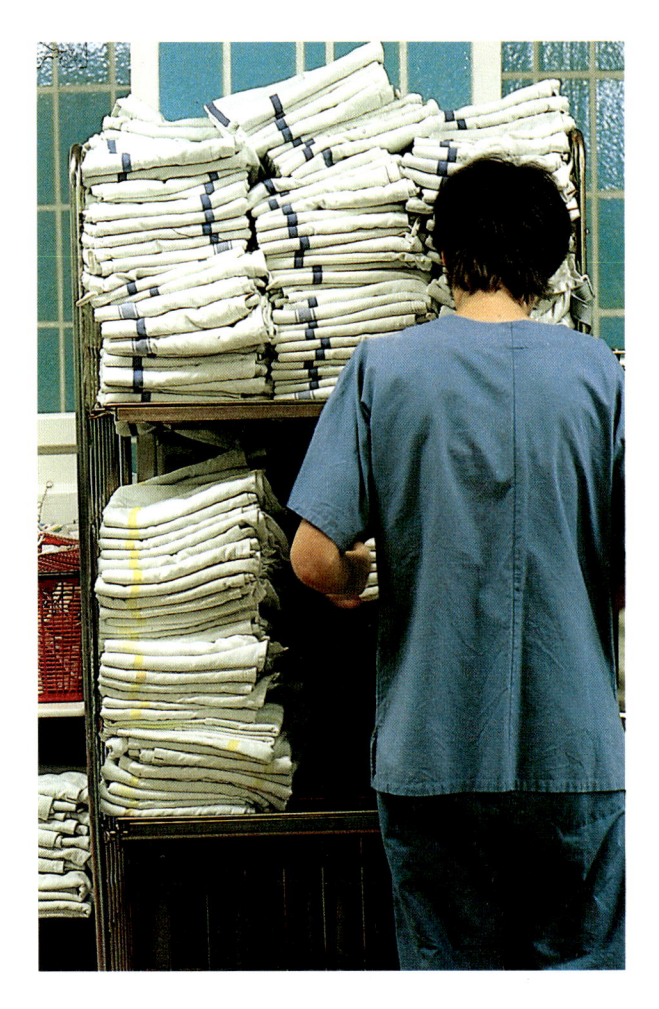

108 | HOCHHAUS – Keller, Zentralsterilisation und Bettenaufbereitung

HOCHHAUS – Keller: OP-Schuhe vor der Reinigung

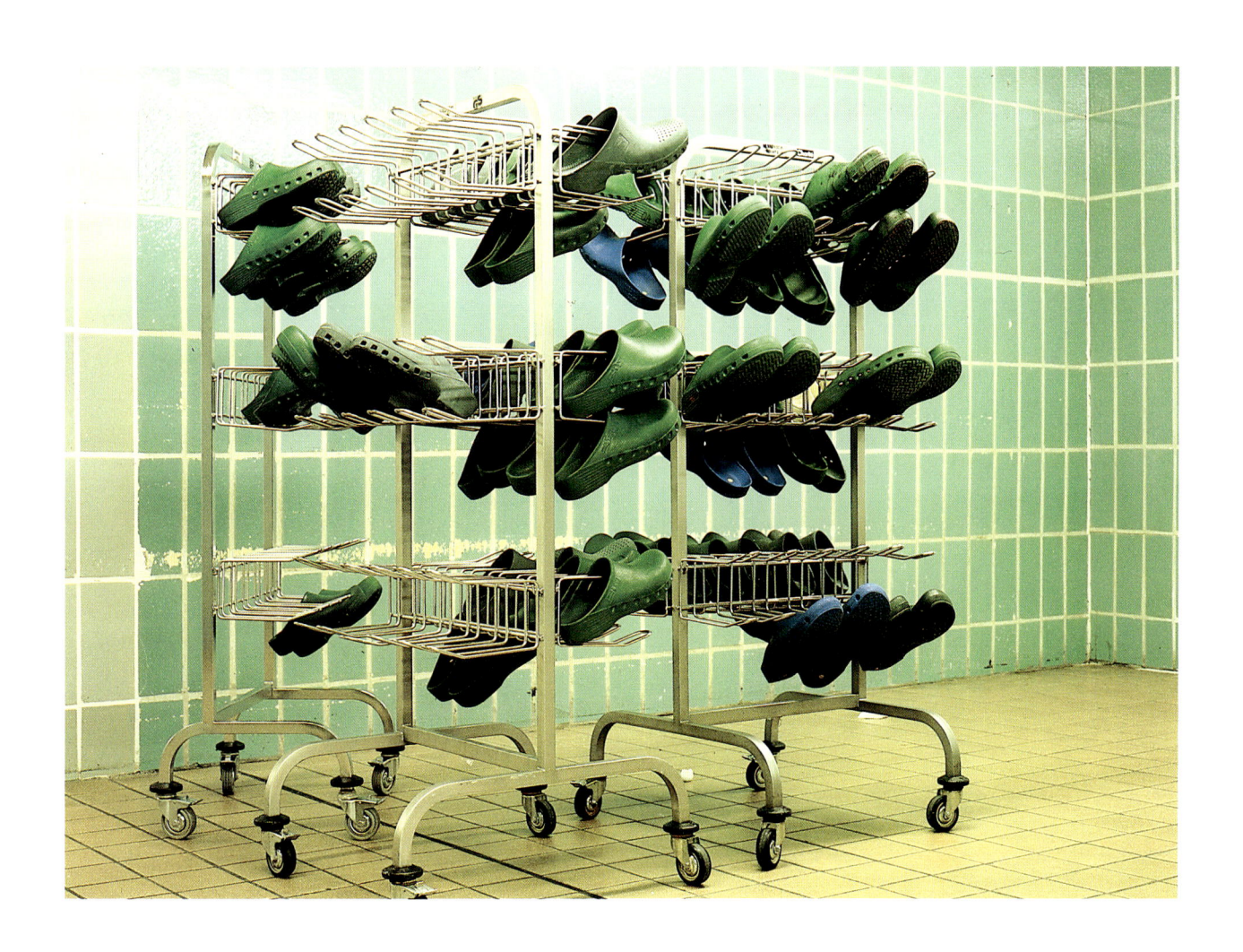

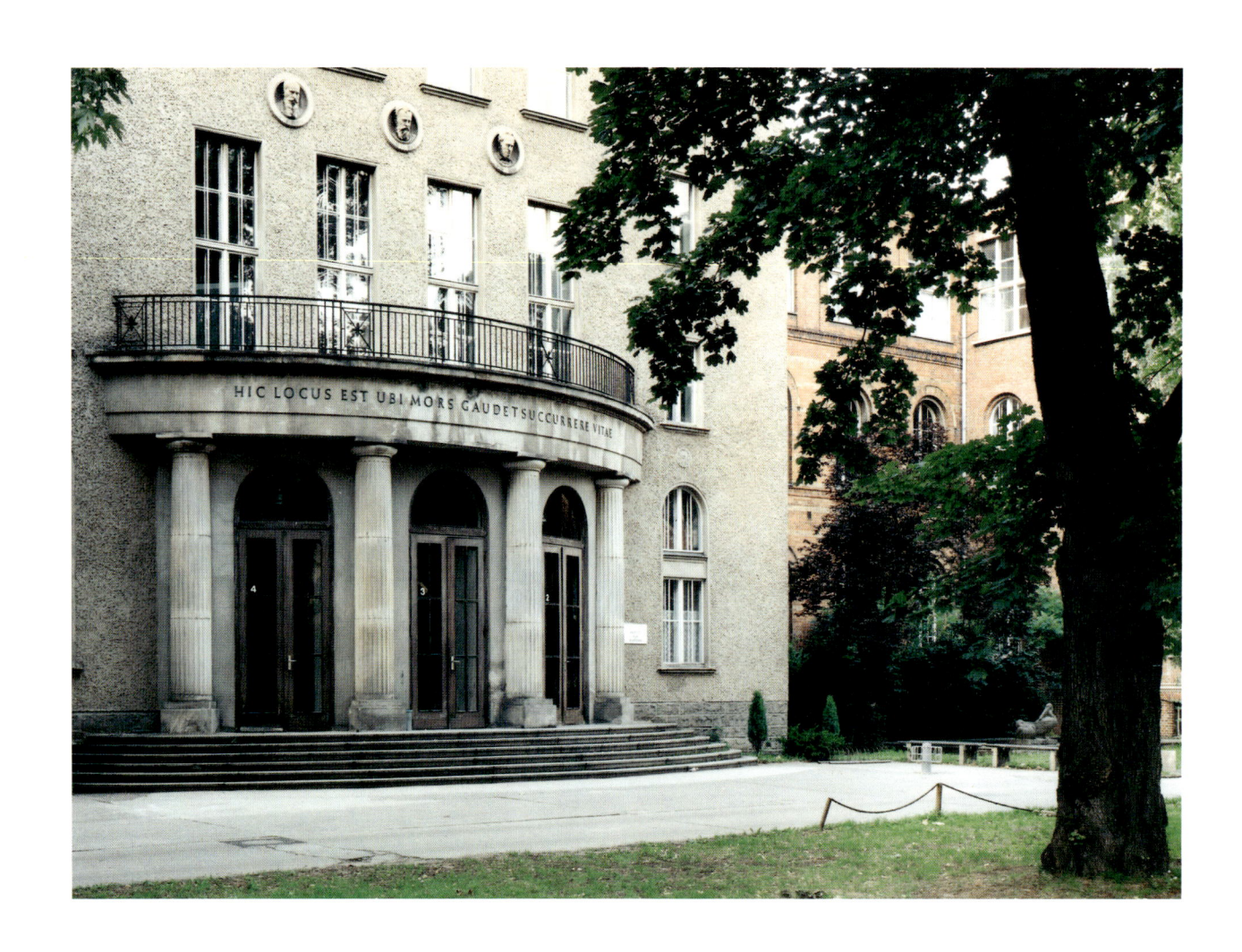

ANATOMIE – Anatomisches Institut im Garten der »Tierarzneischule«. Über dem Portal die Halbreliefs
von A. Vesal, J. Müller, W. Waldeyer sowie der Satz: »HIC LOCUS EST UBI MORS GAUDET SUCCURRERE VITAE«
Hier ist der Ort, wo sich der Tod freut, dem Leben zu dienen

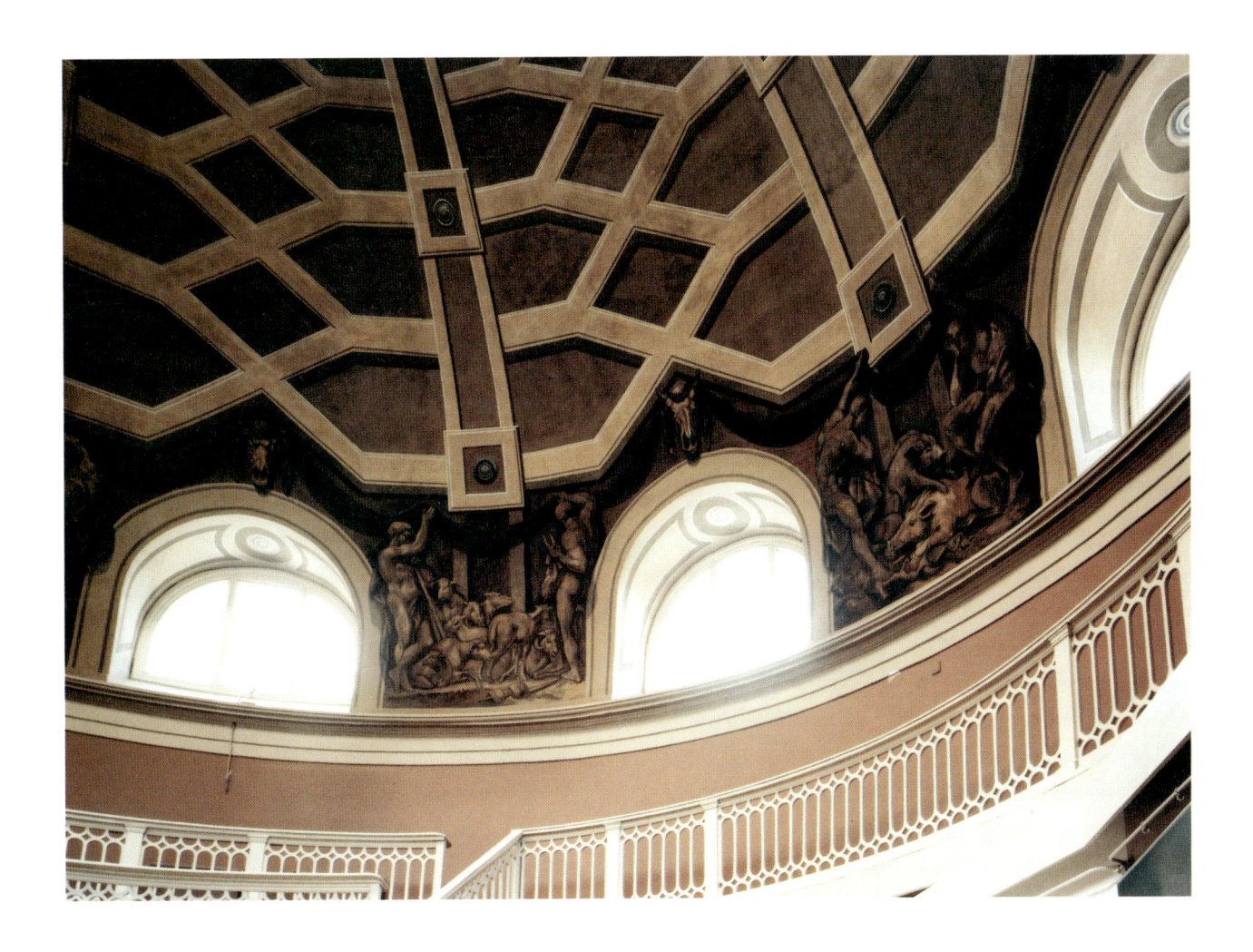

TIERARZNEISCHULE – Gegenüber dem Anatomischen Institut befindet sich der Hörsaal des Instituts für Lebensmittelhygiene | 111

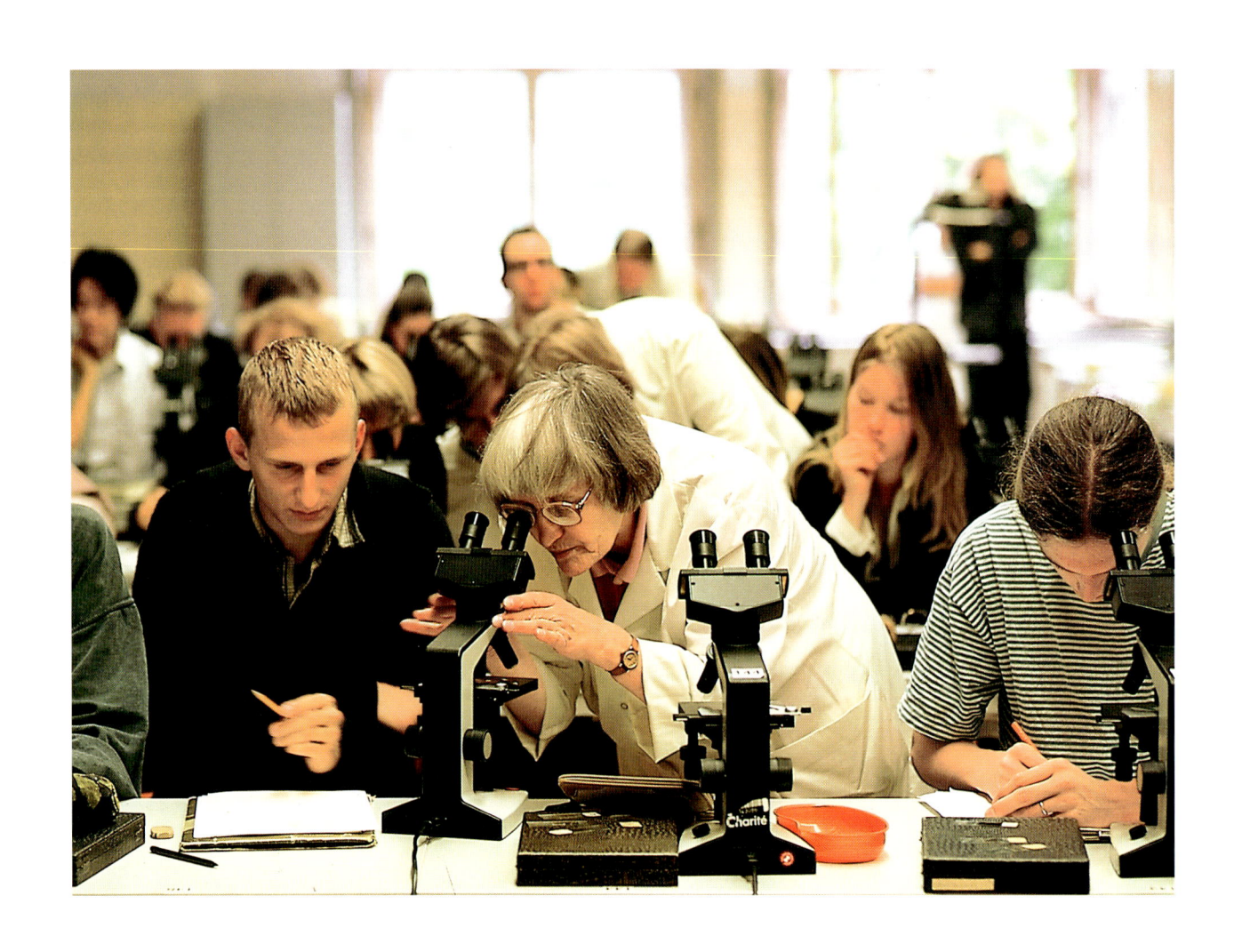

ANATOMIE – Histologieseminar »*Das Mikroskop ist ein Instrument der Täuschung. Vor lauter Scheuklappen sieht man das Leben nicht.*« AUGUST BIER

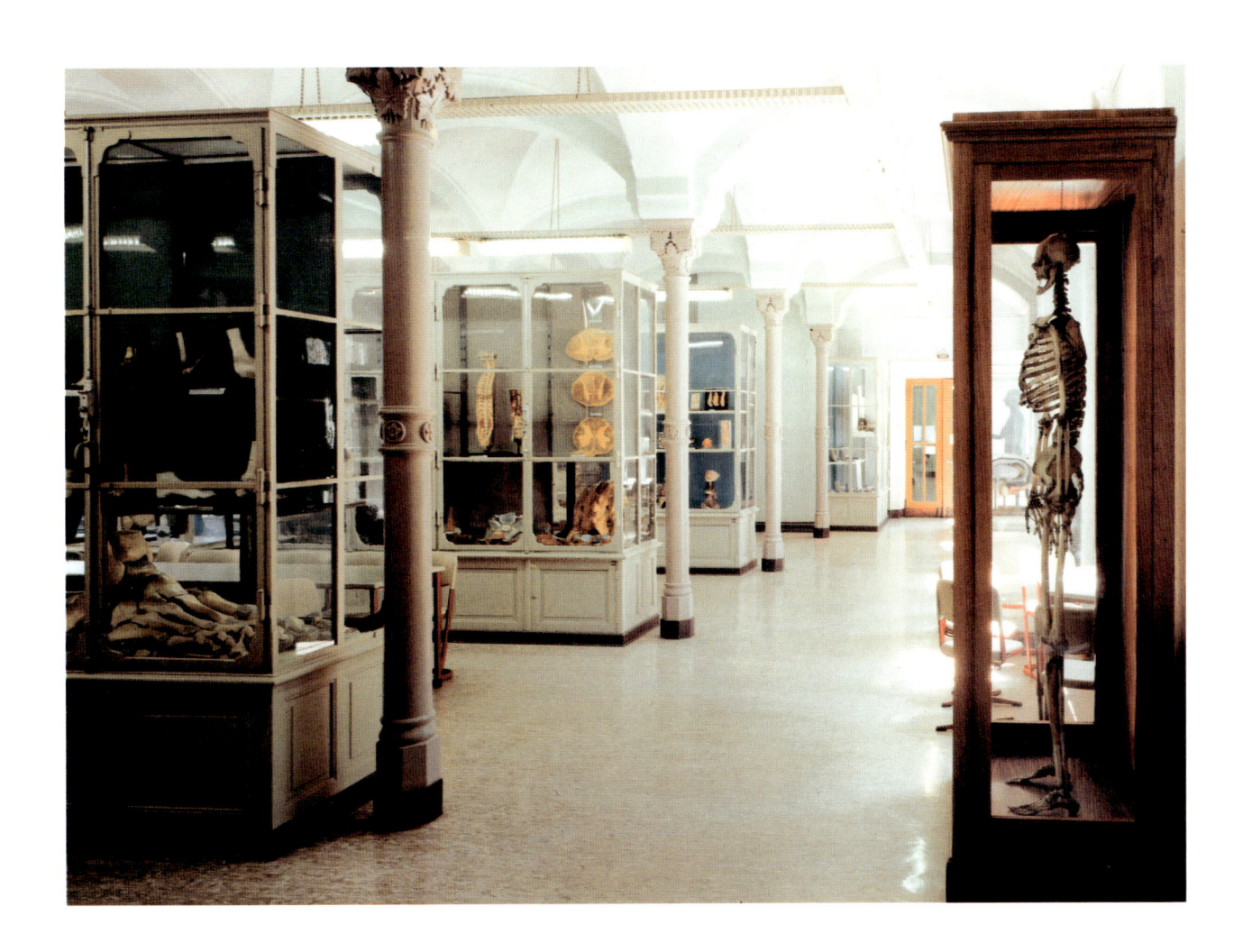

ANATOMIE – »Langer Kerl« aus der königlichen Garde

114 | ANATOMIE

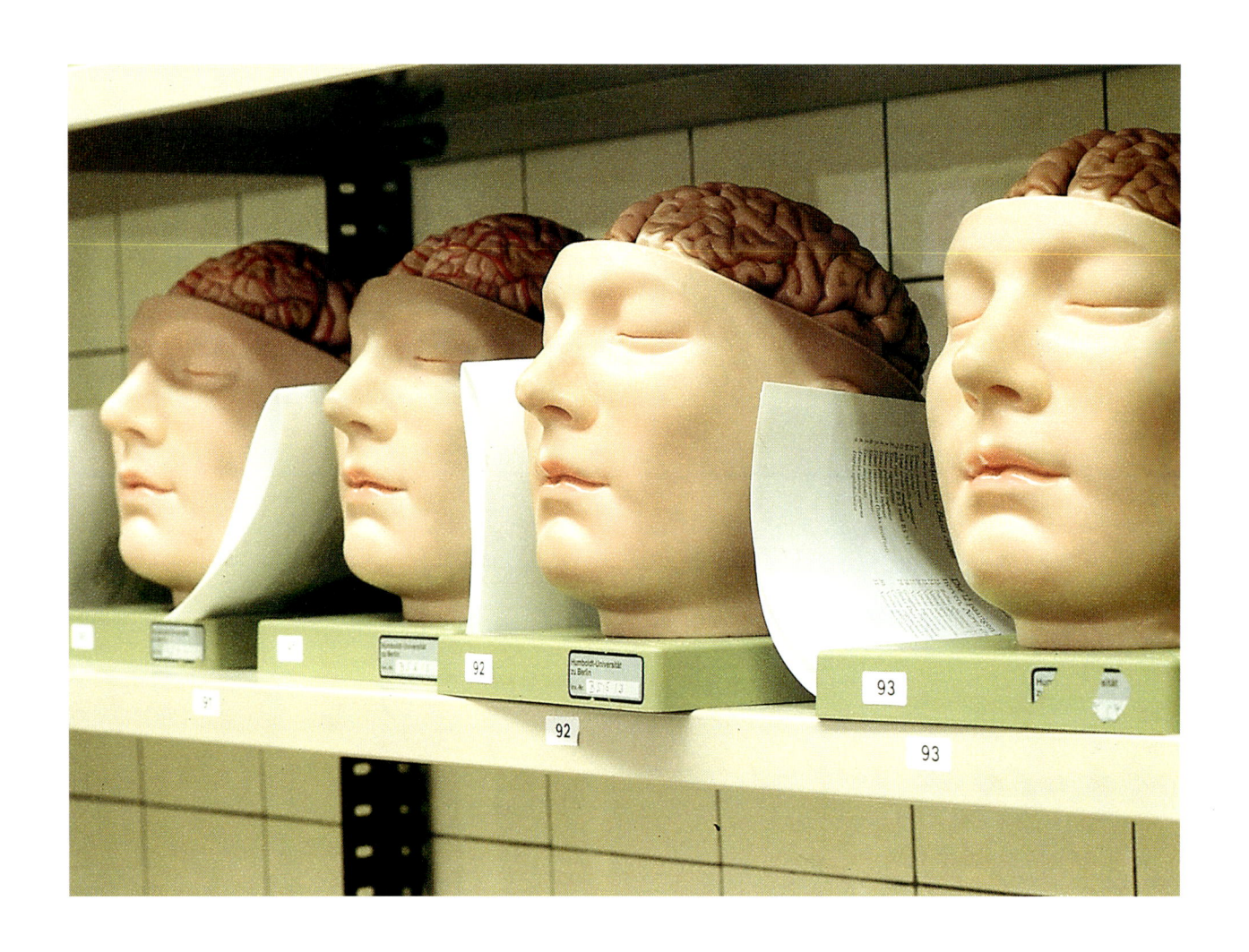

ANATOMIE | 115

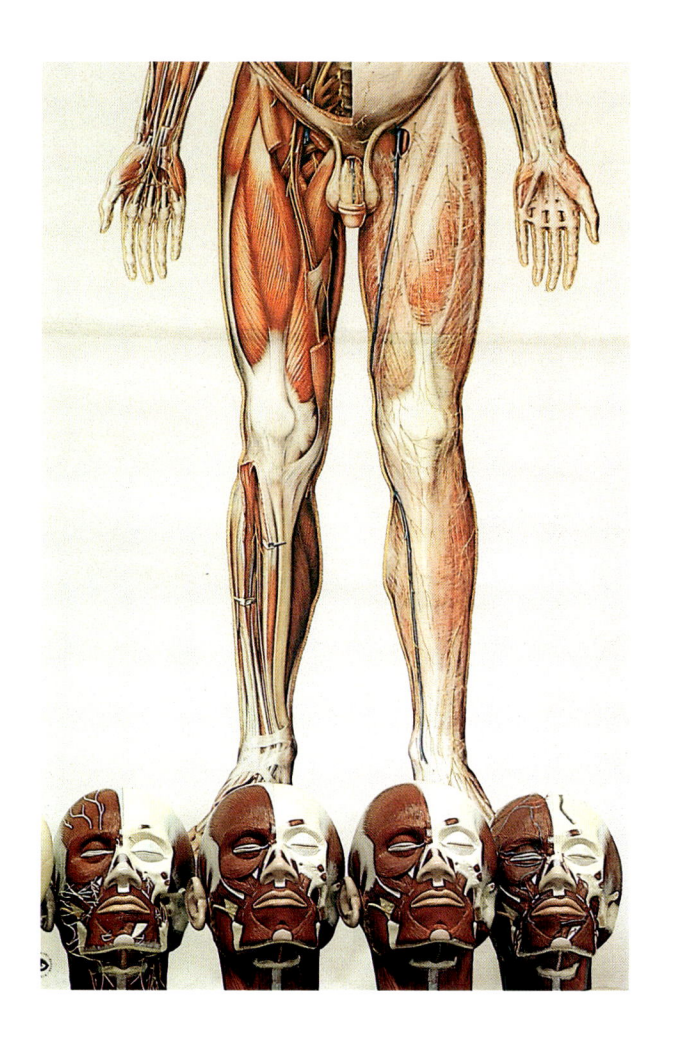

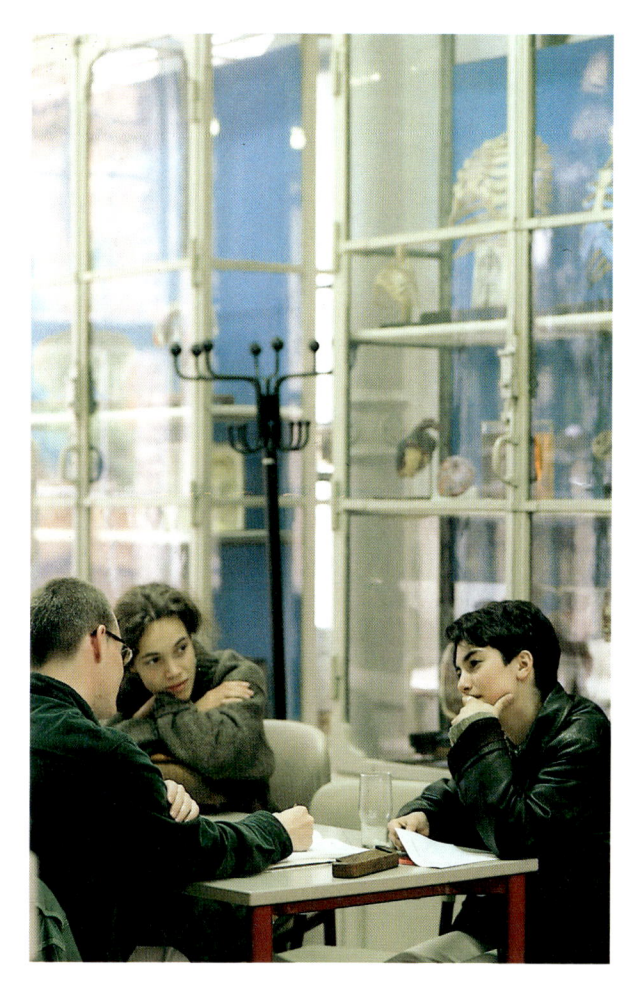

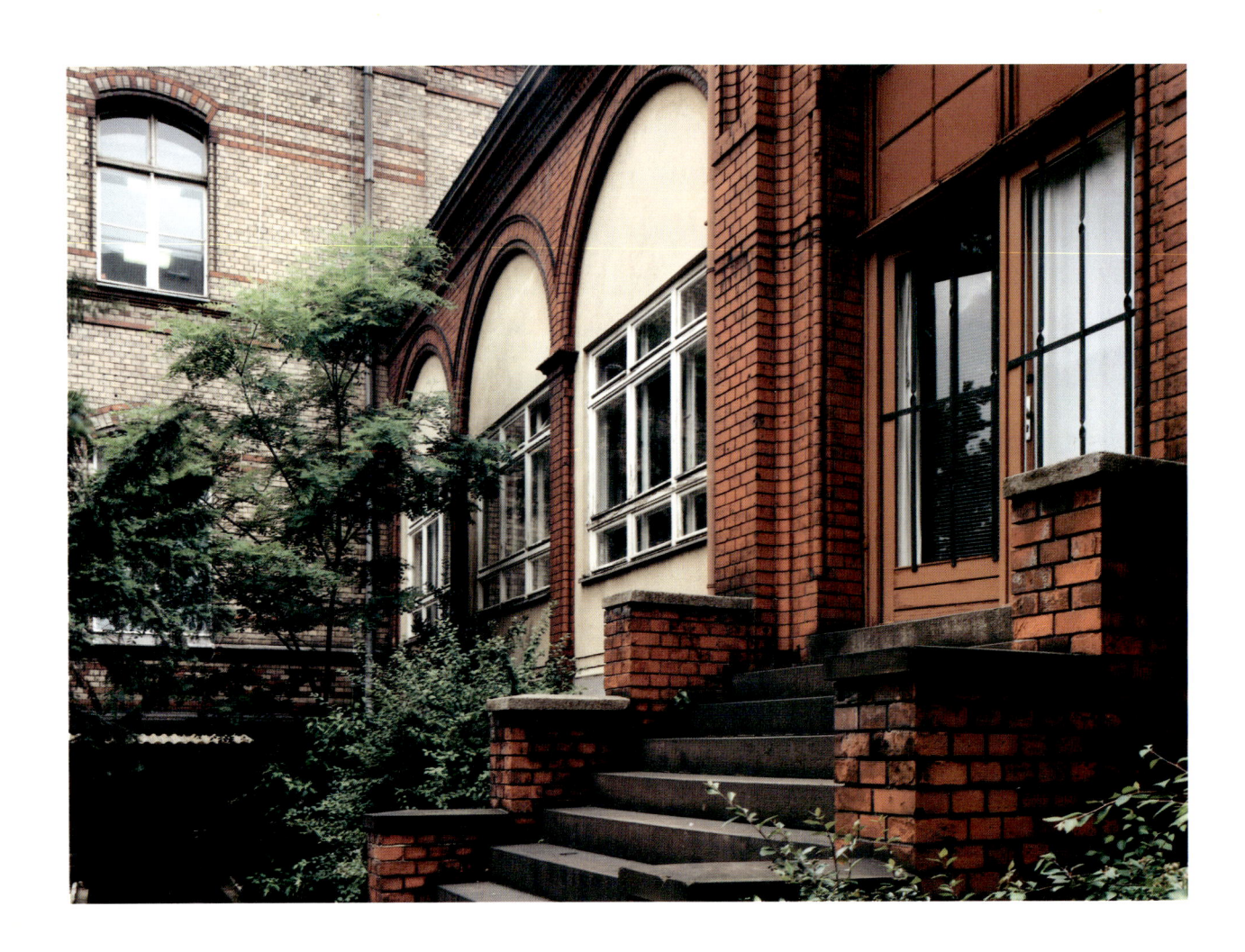

GERICHTSMEDIZIN – »*Sind Tote hier in den Schaukästen, dann fehlt es ihnen auch an lebenden Besuchern nicht. Die Tafel ›Leichenschauhaus geöffnet‹ ist eine Einladung. Kutscher steigen ab, ihr Gefährt auf der Straße stehenlassend, Schulkinder versuchen einzudringen, aus den Geschäften und Häusern holt der Nachbar den Nachbarn zur unentgeltlichen Schaustellung; Habitués und Passanten treiben sich in der Halle umher, die in ihrer langgestreckten Form, mit dem Glasdach und der metallenen Geländerstange wie der Raubtierpavillon des Zoologischen Gartens aussieht.*«

EGON ERWIN KISCH: »Dies ist das Haus der Opfer«

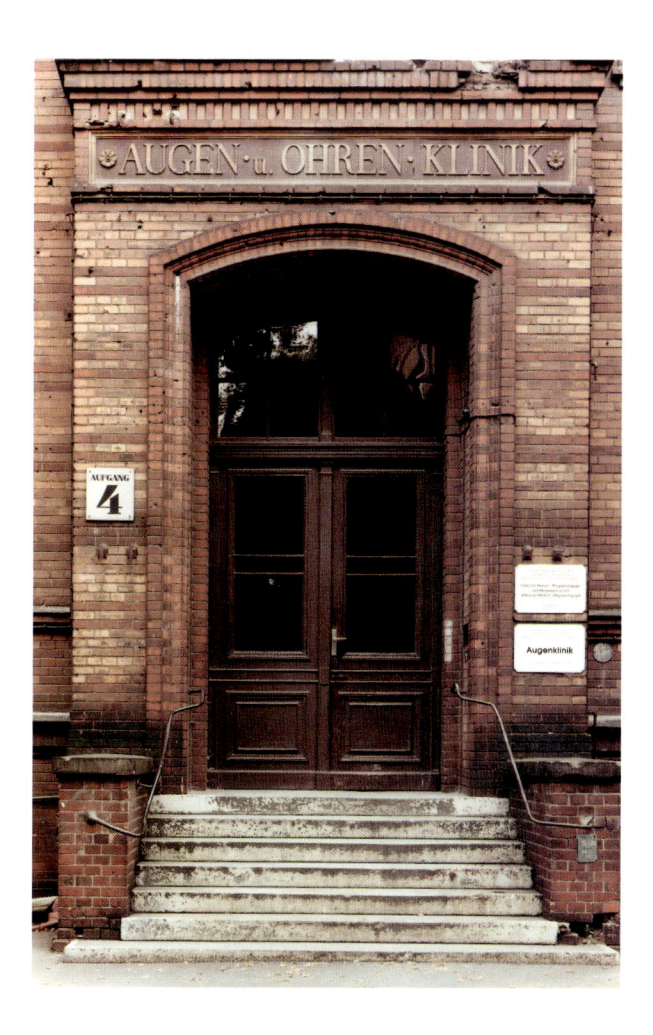

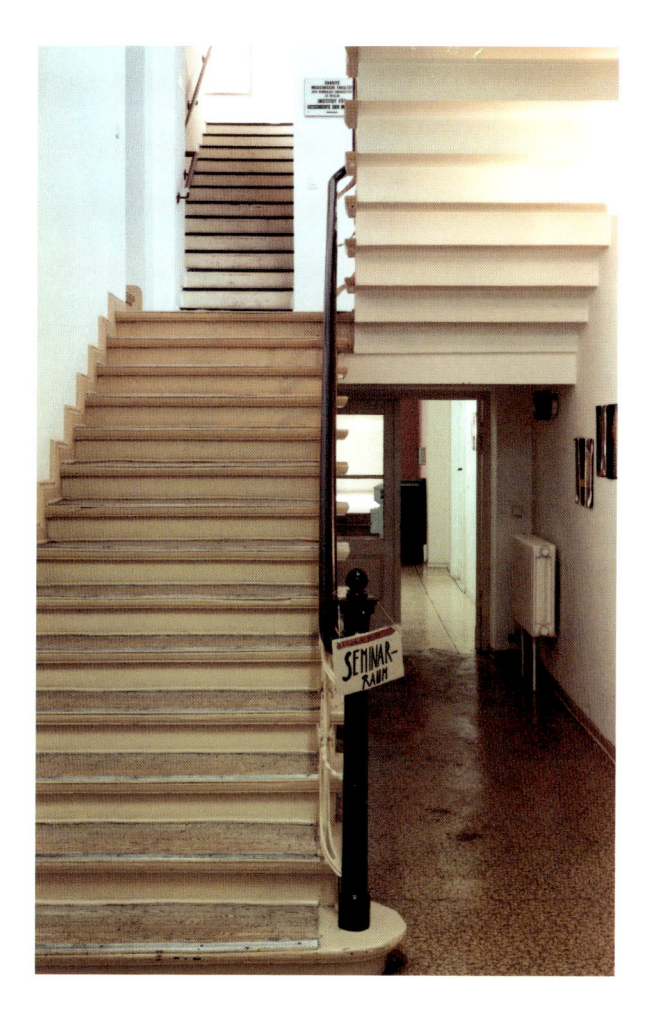

ZIEGELSTRASSE – Ehemaliges Universitätsklinikum, einst »Mekka« der Chirurgie

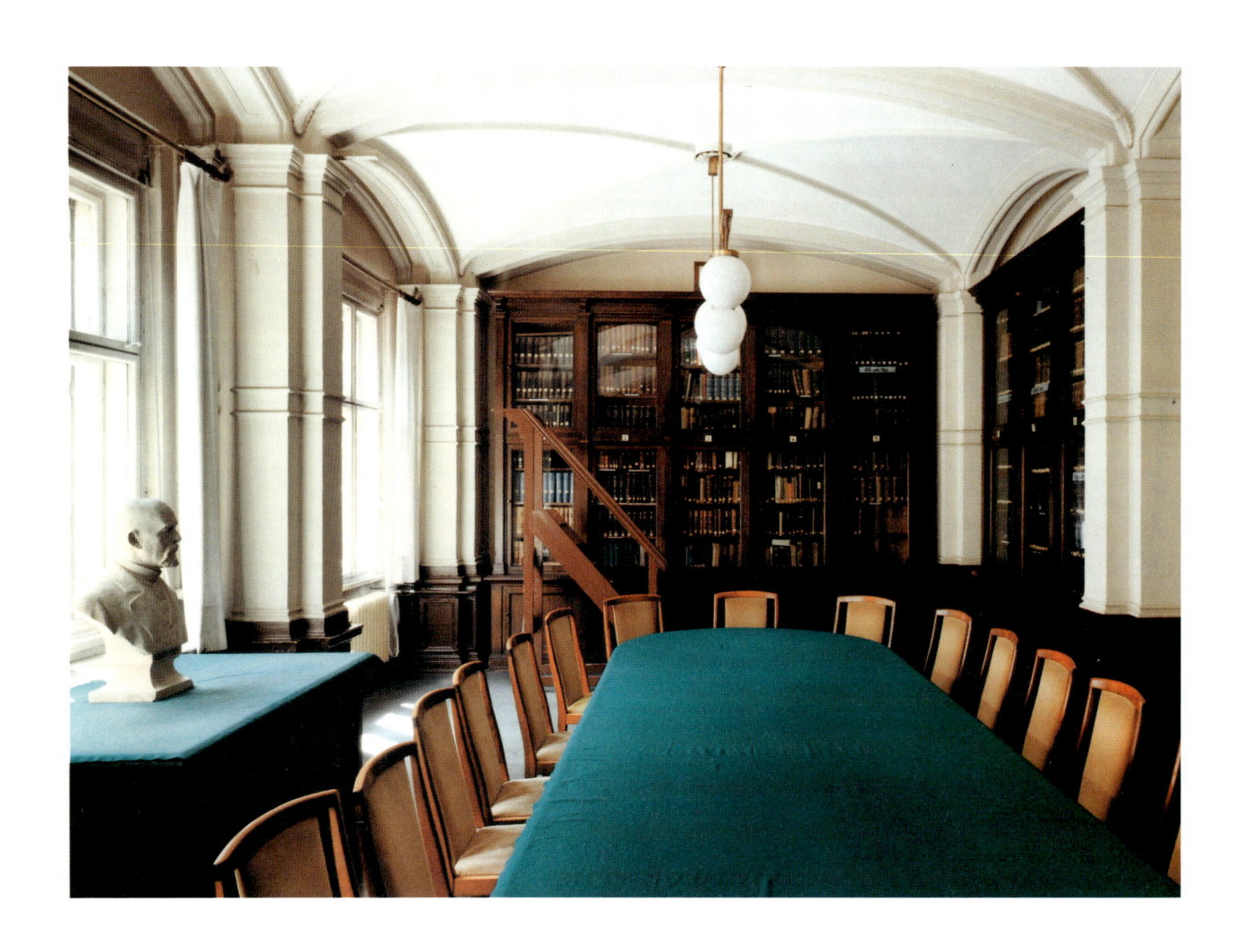

INSTITUT FÜR MIKROBIOLOGIE UND HYGIENE – Lesesaal Robert Koch. »*Ich wünsche, daß im Krieg gegen die kleinsten, aber gefährlichsten Feinde des Menschengeschlechts eine Nation die andere immer wieder überflügeln möge.*« ROBERT KOCH

AUSGANG – Schumannstraße | 119

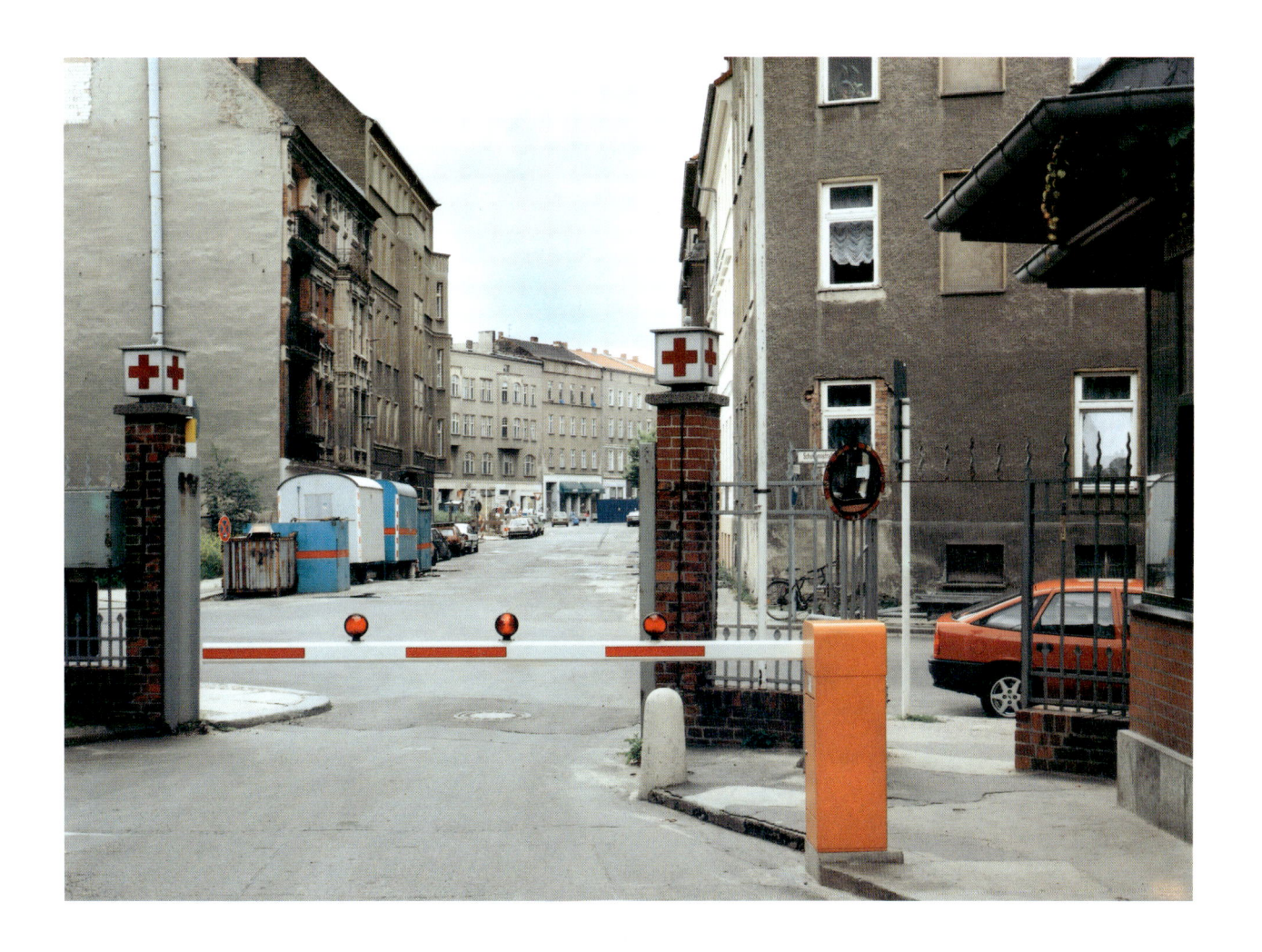

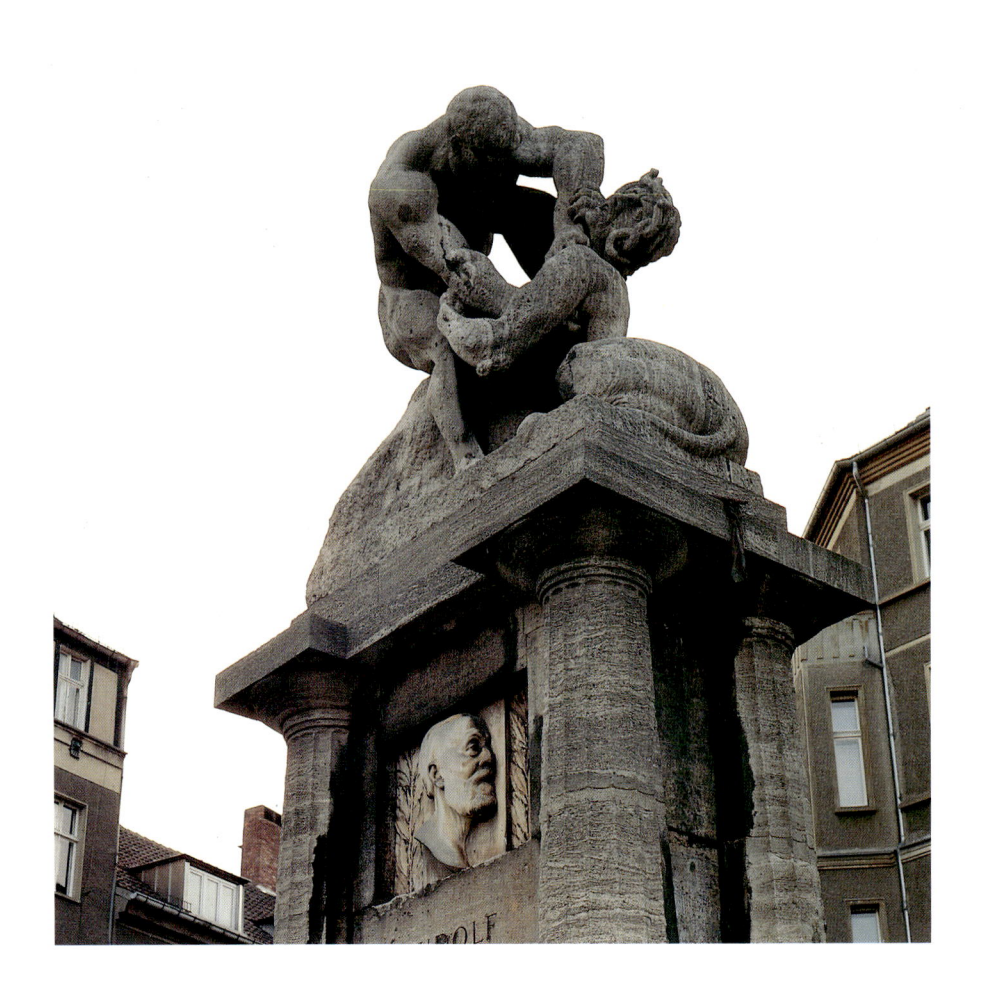

VIRCHOW-DENKMAL – Karlplatz, Bildhauer Fritz Klimsch, Enthüllung am 29.6.1910.
Die Doppelfigur auf dem Steinpostament versinnbildlicht den Kampf des Guten mit dem Bösen, den Kampf des Lebens mit dem Tod